AF234762

Strom gegen Schwitzen!

Sämtliche Informationen in diesem Buch ersetzen nicht die ärztliche Diagnose und Therapiebegleitung. Der Arzt stellt sicher, dass die Krankheit richtig diagnostiziert und die Ursachen richtig zugeordnet werden. Zudem wählt der Arzt aus der heutigen Vielzahl möglicher Therapieformen die richtige Therapie für den jeweiligen Patienten aus und kontrolliert dessen Behandlungserfolg.

Über den Autor

Seit mehr als zwei Jahrzehnten befasse ich mich mit dem Themenschwerpunkt Hyperhidrosis und versuche durch Publikationen von Fach- und Sachbüchern sowie websiteunterstützte Informationen (https://transpiration.de) Betroffenen diese Thematik aus ratgeberischer Perspektive näher zu bringen. Im Rahmen eines Psychologiestudiums wurde das Interesse für dieses noch immer tabuisierte Krankheitsbild geweckt. Das Standardwerk «**Hilfe, ich schwitze!** *Ursachen - Phänomene -Therapien des krankhaften Schwitzens*» war daher eine logische Konsequenz und der Versuch das leidvolle Phänomen zu enttabuisieren.

Durch die jahrelange Kooperation mit der Firma **Hidrex GmbH** wurde durch diese Veröffentlichung nunmehr die Idee umgesetzt, auch für die komplexe therapeutische Anwendung der Leitungswasser-Iontophorese (LWI) ein Kompendium für Betroffene zu verfassen.

Dieser Ratgeber über die Anwendung der LWI soll über die herstellerspezifischen Angaben und Bedienungshinweise der LWI-Geräte hinausgehen, alle Aspekte dieser nebenwirkungsarmen Therapie zusammenfassen und somit Synergien für eine wirkungsvolle Therapie bieten. Hierbei sollte ein hohes Maß an Objektivität in der Darstellung gewahrt bleiben. In der Hoffnung, dass uns diese Umsetzung gelungen ist, wünsche ich Ihnen als Autor hilfreiche und nützliche Informationen beim Lesen, Antworten auf Ihre offenen Fragen, den einen oder anderen Aha-Effekt und ein Mehr an Lebensqualität im Falle des eigenen Betroffenseins.

Dietmar Stattkus

Strom gegen Schwitzen!

Die Leitungswasser-Iontophorese

Dietmar Stattkus

Bibliografische Information der Deutschen Nationalbibliothek
Die Deutsche Nationalbibliothek verzeichnet diese Publikation in der Deutschen Nationalbibliografie; detaillierte bibliografische Daten sind im Internet über dnb.ddb.de abrufbar.

Alle in diesem Buch enthaltenen Angaben und Daten wurden vom Autor nach bestem Wissen zusammengestellt und sorgfältig geprüft. Gleichwohl sind inhaltliche Fehler nicht vollständig auszuschließen. Autor und Kooperationspartner übernehmen keine Verantwortung und Haftung für inhaltliche Unrichtigkeiten.

Die mit größtmöglicher Sorgfalt und kompetenter Unterstützung recherchierten Ausführungen dieses Ratgebers entbinden nicht von der Verpflichtung einer kritischen Überprüfung inhaltlicher Darstellungen, da medizinische Entwicklungen dem ständigen Fortschritt und Wandel unterliegen. Das Einholen der unabhängigen Meinung eines Mediziners über Angemessenheit und Risiko einer Therapie, über Indikationen, Dosierungen und mögliche Nebenwirkungen eines Heilverfahrens ist notwendige Voraussetzung im Therapieprozess und erfordert das persönliche Gespräch mit einem fachkundigen Behandler.

Impressum

1. Auflage 2022, Herstellung und Verlag: BoD – Books on Demand, Norderstedt

Covergestaltung: spoon digital art – Benjamin Hartmann
E-Mail: info@spoondigitalart.de – Internet: spoondigitalart.de

© 2022 Dietmar Stattkus in Kooperation mit Hidrex GmbH
ISBN: 9783755729938
Printed in Germany

E-Mail: dstattkus@transpiration.de – Internet: transpiration.de | **LWI**ontophorese.de
E-Mail: info@hidrex.de – Internet: hidrex.com

Geleitwort

Die Iontophorese mit Leitungswasser (LWI) gehört zu den effektivsten Maßnahmen im Therapieplan gegen übermäßiges Schwitzen. Am wirkungsvollsten ist ihr Einsatz zur Behandlung von Schwitzphänomenen an Händen und Füßen, bedingt auch zur Therapie von Achselschweiß oder dem lästigen Gesichtsschwitzen.

Die Wirksamkeit dieser konservativen Behandlungsmethode mit Strom wurde wissenschaftlich unlängst nachgewiesen. Die Iontophorese-Therapiegeräte wurden über die Jahre hinweg stets modifiziert und sowohl technisch als auch in der praktischen Anwendung weiterentwickelt, mit dem Ziel, ein hohes Maß an Effektivität in der Behandlung lokaler Formen der Hyperhidrosis zu erlangen.

Durch meine klinische Tätigkeit auf dem Gebiet der Dermatologie durfte ich die Entwicklung der LWI wie auch die Konzeption zugehöriger Iontophoresegeräte in der klinischen Praxis begleiten. Ende der 80er Jahre habe ich mich im Kreis kompetenter Kollegen wissenschaftlich mit diesem effektiven Verfahren auseinandergesetzt und schon damals wurden, wenn auch primär auf wissenschaftlichem Niveau, die erhobenen Ergebnisse in einem Fachbuch zusammengetragen. Durch meine über die Jahre in klinischer Praxis entwickelte Verbundenheit zur Iontophorese kann ich es daher nur begrüßen, dass umfangreiche Informationen über diese Physikaltherapie erneut in einem Kompendium mit sachlicher und ratgebender Orientierung publiziert werden. Die Inhalte bieten eine unterstützende Hilfe im Therapieprozess sowohl für Anwender, Mediziner als auch Betroffene.

Die LWI verfügt über eine Vielzahl an Parametern zur Behandlungsoptimierung, die nachfolgend eindrucksvoll beschrieben werden und deren Berücksichtigung zu einem größeren Therapieerfolg beiträgt. Allen an diesem Werk Mitwirkenden darf ich zur inhaltlichen, übersichtlichen und verständlichen Gestaltung gratulieren.

PROF. DR. MED. DR. H.C. MULT. THOMAS RUZICKA
KLINIK UND POLIKLINIK FÜR DERMATOLOGIE UND ALLERGOLOGIE DER LMU MÜNCHEN
DERMATOLOGIE IM ISARKLINIKUM

Inhaltsverzeichnis

Strom gegen Schwitzen!

Die Leitungswasser-Iontophorese im Einsatz gegen krankhaftes Schwitzen

Dietmar Stattkus

1 Einleitung

Das vorliegende Buch soll Aufklärung bieten über die therapeutischen Möglichkeiten der Anwendung einer Leitungswasser-Iontophorese (medizinische Abkürzung: **LWI**) bei Diagnose des krankhaften Schwitzens, der sogenannten »*Hyperhidrosis*«.

Im Therapieprozess ist die LWI zur wirksamen Behandlung übermäßigen Schwitzens an Händen und/oder Füßen (palmoplantare Hyperhidrosis) unlängst bekannt und mittlerweile selbst bei hartnäckigen Schwitzproblemen im Achsel- oder im Gesichtsbereich therapeutisch in den Behandlungsfokus gerückt.

Über die Jahre hinweg hat sich dieses spezifische Therapieverfahren durch technische Optimierungen der Behandlungsgeräte sowie infolge der Ergebnisse experimenteller Anwendungsstudien weiterentwickelt. Im Therapieprozess des übermäßigen Schwitzens nimmt die physikalische Therapie der LWI daher einen hohen Stellenwert ein.

Medizinische und technische Erweiterungen auf dem Gebiet dieser Therapieform, vornehmlich auch die simple Heimtherapie der LWI in patientenfreundlicher häuslicher Umgebung, rechtfertigen daher durchaus eine Näherbetrachtung dieser besonderen Therapie.

$$* * *$$

Das exzessive Schwitzen stellt vom Krankheitswert eine ernst zu nehmende Belastung für Betroffene dar, die sich zwar im physiologischen Sinne nicht unbedingt gesundheitsschädlich auswirkt, jedoch mit außergewöhnlich psychosozialen Problemen im Berufs- und Sozialleben einhergeht.

Als interessierter Leser, Betroffener oder Mediziner werden Sie um die Problematik und insbesondere auch psychosozialen Belastungen des exzessiven und krankhaften Schwitzens wissen. Sie kennen sicherlich die Leidenssituation vieler Betroffener, die händeringend nach Hilfsangeboten suchen oder Sie befinden sich als Leidtragende(r) selbst auf ständiger Recherche nach der für Sie abgestimmten, effektivsten Therapie mit den geringsten Nebenwirkungen.

Stufentherapie bei Hyperhidrosis

In der Therapiepraxis der Hyperhidrosis hat sich die Stufentherapie als Behandlungsplan wissenschaftlich etabliert, beginnend mit naturheilkundlichen Verfahren wie pflanzlichen Wirkstoffen in Form von Extrakten des Salbeis, externen Anwendungen mit Aluminiumchloriden bei lokalen Schwitzphänomenen, der hier vorgestellten Therapieform LWI, medikamentösen Therapien mit Anticholinergika bei universellen Schweißausbrüchen, Botox-Injektionen zur chemischen Denervierung der Schweißdrüsen, Drüsenabsaugungen im Achselbereich, Laseranwendungen oder dem Mikrowelleneinsatz bis hin zu radikalen operativen Eingriffen am sympathischen Nervensystem.

In den letzten Jahren hat sich zwar nicht unbedingt die Zahl der Behandlungsmöglichkeiten erhöht, die bestehenden Therapieoptionen des übermäßigen Schwitzens wurden aber wissenschaftlich fundierter untersucht und mit Kontinuität weiterentwickelt.

Jedes dieser Verfahren in diesem genau definierten Stufenplan kann je nach Erscheinungsform des zu Grunde liegenden Schwitzphänomens durchaus seine therapeutische Berechtigung haben und einen Behandlungsversuch indizieren.

Bestimmte Formen des Schwitzens erweisen sich bei manchen Therapieoptionen allerdings als behandlungsresistent, so dass sich die therapeutische Auswahl schnell begrenzt. In diesem Zusammenhang ist die spezifische Form des generalisierten Schwitzens anzuführen, bei der sich der funktionell gestörte Schweißfluss zum Leidwesen Betroffener großflächig auf den gesamten Körper erstrecken kann.

Das Phänomen dieser generalisierten Hyperhidrosis lässt sich daher nur eingeschränkt therapeutisch angehen, etwa durch eine systemische Behandlung mit schweißhemmenden Medikamenten in Form von sogenannten Anticholinergika. Behandlungswege mit lokal wirksamen Verfahren und Anwendungsmitteln wären hier kontraindiziert.

Analog zu den alternativen Therapieoptionen erfährt auch das in diesem Buch vorgestellte physikalische Therapieverfahren der LWI seine therapeutischen Grenzen. Diese Behandlung mit Strom ist bei Vorliegen lokaler Erscheinungsformen des pathologischen Schwitzens indiziert und hierbei nachweislich wirkungsvoll.
Diese Elektrotherapie beschränkt sich indikativ primär auf ein krankhaft übersteigertes Schwitzen an den Händen und Füßen. Bedingt und mit Einschränkungen sind auch Achsel-, Gesichts- oder sogar Rücken- und Nackenbereich behandelbar. Letztgenannte Schwitzphänomene lassen sich durch die LWI weniger effektiv und nur unter Zuhilfenahme von Applikatoren angehen.

Bei all den existierenden Therapiemaßnahmen im Therapieplan einer Hyperhidrosis ist zu beachten, dass jedes Verfahren auch seine Nebenwirkungen mit sich bringt. Genau hier aber liegt der ganz entscheidende Vorteil der Behandlungsform der LWI.
Dieses als konservativ beschriebene Therapieverfahren gilt als nahezu nebenwirkungsarm und hocheffektiv. Langzeitnebenwirkungen sind nicht bekannt und bereits mehrfach wurde in Fallstudien bewiesen, dass die Leitungswasser-Iontophorese bei über 80-90 % der Anwender signifikante Erfolge verspricht.

Therapie/ Zonen	Ach- seln	Hände	Füße	Kopf/ Gesicht
Antitranspi- rante	ja	ja	ja	bedingt
Botox©	ja	bedingt	bedingt	bedingt
miraDry©	ja			
Laser	ja			
Absaugung	ja			
Iontophorese	bedingt	ja	ja	bedingt
Medika- mente	ja	bedingt	bedingt	ja
ETS Operation	ultima ratio	ultima ratio		

Tabelle 1: verschiedene Indikationen für spezifische Formen der Hyperhidrosis

Die LWI gilt als konservative Behandlung der lokalen Hyper-hidrosis, da hier ausschließlich unter Zuhilfenahme physika-lischer Maßnahmen therapiert wird. Im Gegensatz zu dieser Konservativtherapie steht die chirurgische Behandlung wie etwa die transthorakale Sympathektomie oder die Schweiß-drüsensaugkürettage, die zwar in manchen Fällen durchaus der letzte Behandlungsweg im Stufenplan sein kann, immer aber mit einem hohen gesundheitlichen Risiko und in der Re-gel mit einem Mehr an Nebenwirkungen verbunden ist.

Obwohl bei der LWI letztendlich mit Strom auf den Organismus und menschliches Gewebe Einfluss genommen wird, ergeben sich bei dieser Anwendung nur geringfügige Begleitkomplikationen, auf die später noch näher einzugehen sein wird.

∗∗∗

Vor langer Zeit war die Behandlung einer Hyperhidrosis an Händen und/oder Füßen mit der Leitungswasser-Iontophorese ausschließlich der klinischen Praxis vorbehalten. Überwiegend in dermatologischen Zentren erfolgte die Initiierung und Begleitung dieser konservativen physikalischen Therapie. Einhergehend war dieser Umstand oft mit hohen Hürden für die Betroffenen. So musste zu Behandlungszwecken häufig eine dermatologische Praxis aufgesucht und nicht selten mussten weite Anfahrten und erhebliche zeitliche Aufwendungen in Kauf genommen werden.

Durch technische Fortschritte, eine Modifizierung und ständige Optimierung der Elektrogeräte aber auch durch diverse Effizienzstudien wurde die spezielle Iontophorese-Behandlung über die Jahre hinweg stetig optimiert, sicherer und anwendungsfreundlicher im Bedienkonzept und nicht zuletzt wegen erheblicher Kostenreduzierung auch für die Heimanwendung interessanter.

Mittlerweile ist selbst der freie Erwerb der als Medizinprodukte geltenden Geräte möglich. Ärztlich rezeptiert und im Idealfall von den Krankenkassen rückvergütet oder rezeptfrei auf Privatrechnung erhältlich ist ein Erwerb für jedermann möglich und der Betroffene kann selbst ohne ärztliche Begleitung spontan mit der Behandlung beginnen. Heute bestellt, morgen geliefert und sogleich lostherapiert.

Doch genau hier liegt auch eine Gefahr, da ein solches Vorgehen medizinisch weder zu empfehlen noch zu verantworten ist. Eine unkontrollierte und unüberwachte Anwendung geht nicht selten mit einem unverkennbaren Risiko einher.

Der Betroffene erhält zwar mit Erwerb seines Gerätes vom Händler oder Hersteller eine umfangreiche Bedienungsanleitung oder einen Schnelleinstieg, bleibt in Folge aber mit dem kompletten medizinischen Ablaufverfahren auf sich allein gestellt.

Erfolgte früher noch zumindest die Initialphase der Iontophorese unter ärztlicher Aufsicht in klinischer Umgebung und schloss sich die Erhaltungstherapie dann meist im Rahmen der Heimbehandlung an, so werden heute nicht selten beide Therapiephasen ohne professionelle Begleitung oder Anleitung in heimischer Umgebung durchgeführt.

Auspacken, aufbauen und Therapiestart widersprechen aber dem komplexen und vor allem individuellen Therapieverfahren der Iontophorese. Hierbei geht es nicht um mögliche gravierende Nebenwirkungen, sondern eher um die Frage der Anwendungspraxis, der Feinjustierung dieses effektiven aber eben auch sensiblen Therapieverfahrens. Ohne individuelle Abstimmung der Therapieform unter fachkompetenter Anleitung wird die Behandlung nicht selten erfolglos, wirkungsarm oder aber doch mit vermeidbaren Nebenerscheinungen einhergehen. Im Bedarfsfall bieten die meisten Hersteller daher einen qualifizierten Support (u.a. Live-Chat, WhatsApp-Service, Rückruf bei einer Leihstelle) zur Klärung aller Behandlungsfragen, um durch zielgerichtete Anpassungen noch bessere therapeutische Ergebnisse zu erzielen.

Trotz der Bequemlichkeit der Heimanwendung ist die temporäre Anwendungsbegleitung durch einen fachkundigen und anwendungsgeschulten Arzt weiterhin medizinischer Standard. Nur dem eingewiesenen und qualifizierten Anwender sollte die Option der alleinigen Heimtherapie obliegen und dies im Idealfall erst nach erfolgreicher Durchführung der medizinisch begleiteten Initialphase. Der vertraute Umgang in gewohnter häuslicher Umgebung stellt dann in der Folge eine komfortable und anwenderfreundliche therapeutische Errungenschaft dar.

Grundsätzlich sollte mindestens einmal jährlich die Möglichkeit eines fachkompetenten Feedbacks und eine Erfolgskontrolle der Therapie möglich sein. Dies sollte selbst in der Erhaltungsphase Standard sein.

Bei der Behandlung von Kindern sollte eine erhöhte Achtsamkeit geboten sein. Kinder, die durchaus in Heimtherapie behandelt werden können, sollten von einer Vertrauensperson oder sogar ärztlich begleitet und therapeutisch kontrolliert werden. Je jünger das zu behandelnde Kind, desto aufwendiger gestaltet sich der therapeutische Ablauf, da ein Stillhalten und somit eine erforderliche Behandlungsdisziplin häufig nicht garantiert ist. Ein Kind muss sich entwicklungsbedingt mitteilen können in Bezug auf das Empfinden des Stromes.

Weiß man um die vielen Stellwerte, Parameter und Optimierungsmöglichkeiten der LWI, so kann man sich zeitaufwendige Umwege wie ein Nachtherapieren, einen verzögerten Behandlungserfolg oder gar die voreilige Verurteilung des Verfahrens als nicht Erfolg versprechend ersparen und so schneller und effizienter sein angestrebtes Behandlungsziel erreichen:

eine zufriedenstellende Normhidrosis
(Trockenheit der Haut).

***

Grundsätzlich bleibt die LWI aufgrund ihrer simplen Anwendung und des überschaubaren und geringen Nebenwirkungsspektrums Therapie der Wahl bei lokalem Schwitzen jedem Schweregrades und nahezu jeder Ausprägungsform.

Die weiteren Ausführungen des Buches sollen einen prinzipiellen Einstieg in die Verfahrensweise der Leitungswasser-Iontophorese aufzeigen. Auf die Vorteile, Wirkmechanismen und Modifikationen der Behandlung, die Handhabungen und Einschränkungen dieser Konservativtherapie wird auf den folgenden Seiten ausführlich eingegangen.

2 Hyperhidrosis

Bevor im Folgenden auf die Indikation der Therapie eingegangen wird stellt sich zunächst die Frage, um was für eine
Krankheit es sich bei dem schon in den einleitenden Sätzen
des Buches häufig genutzten Fachterminus «Hyperhidrosis»
eigentlich handelt.

Dass es sich beim übermäßigen Schwitzen überhaupt um
eine Krankheit handelt ist durch die medizinische Klassifikation und die Aufnahme in den Klassifikationsindex ICD-10
des Deutschen Instituts für Medizinische Dokumentation,
kurz DIMDI, belegt. Die internationale Klassifikation der
Krankheiten (ICD, International Classification of Diseases) ist
das wichtigste, weltweit anerkannte Diagnose-Klassifikati-
onssystem der Medizin. Es wird von der Weltgesundheitsor-
ganisation (WHO) herausgegeben.

Die Organisation DIMDI ist Herausgeber der deutschsprachigen Fassungen medizinischer Klassifikationen, einer wichti-
gen Grundlage für Diagnosestellung, den elektronischen Da-
tenaustausch und das Abrechnungsverfahren im Krankenwe-
sen.

Klassifikation der
Hyperhidrosis im
ICD-10

Im ICD-10 (GM/German Modification) findet sich die
Schwitzkrankheit im Kapitel XVIII unter *«Symptome und ab-
norme klinische und Laborbefunde, die anderenorts nicht
klassifiziert sind».*

R61.	Hyperhidrose
R61.0	Hyperhidrose, umschrieben
R61.1	Hyperhidrose, generalisiert
R61.9	Hyperhidrose, nicht näher bezeich- net
	inkl.: Nachtschweiß, Übermäßiges Schwitzen

Allgemeingültig wird Schwitzen dann als Hyperhidrosis beschrieben, wenn die physiologisch notwendige Schweißmenge, die primär der Thermoregulation des Körpers dient,

bei weitem überschritten wird. Dieser Krankheit liegt eine funktionelle Störung der ekkrinen Schweißdrüsen zugrunde. Diese ekkrinen Drüsen dienen vornehmlich der Regulation der Körpertemperatur. Physiologisch verantwortlich sind sie daher für die Thermoregulation des Organismus. Infolge ihrer pathologischen Dysfunktion bei Hyperhidrosis wird Schwitzen aber nicht selten zu einem Zustand mit hohem Krankheitswert.

Schweißdrüsen

Die Schweißdrüsen sind in einer unterschiedlichen Dichtezahl über den gesamten menschlichen Organismus verteilt. Schätzungsweise verfügt der Körper über 2-5 Millionen der sogenannten ekkrinen Schweißdrüsen.

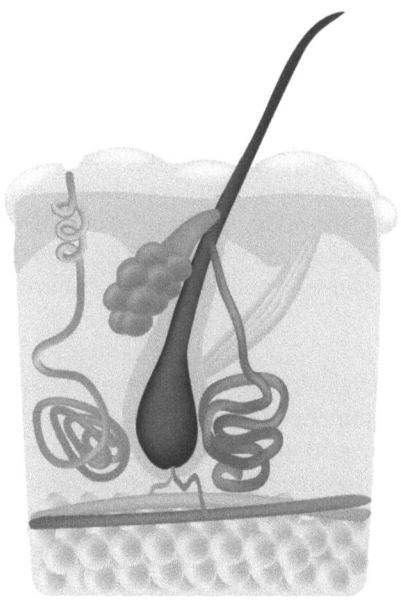

Abbildung 1: Illustration eines Hautquerschnitt mit ekkriner Schweißdrüse (li), deren Ausführungsgang sich spiralförmig bis hin zur Hautoberfläche erstreckt und apokriner Schweißdrüse (re), deren Ausführungsgang in ein Haarfollikel mündet

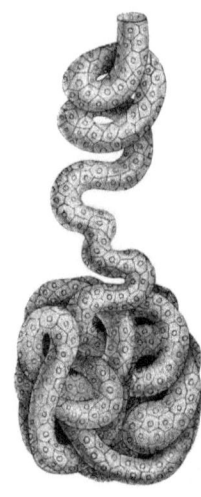

Anatomisch sind die Drüsendichten an exakt den Körperstellen konzentrierter, an denen sich lokale Hyperhidrosen mit entsprechendem Krankheitswert ausprägen. Hierzu zählen überwiegend die Handflächen, die Fußsohlen sowie die Achseln.

Die Schweißdrüse gehört zu den sogenannten Hautanhangsgebilden. Lokalisiert sind die ekkrinen Schweißdrüsen mit ihrem Drüsenknäuel in der unteren Dermis (Lederhautgewebe), bis an die Grenze zur Subkutis (Unterhaut) reichend. Ein Ausführungsgang der Drüse führt geradlinig bis hinauf zur Epidermis (Oberhaut), von wo aus sich der weitere Gang schließlich spiralförmig bis zur Oberfläche der Haut erstreckt. Dort mündet der Ausführungsgang in den Schweißdrüsenporus.

Schweißdrüse

Neben den ekkrinen Schweißdrüsen gibt es auch die größeren apokrinen Drüsen, die auch Duftdrüsen genannt werden und zumeist ursächlich für den urtümlichen Körpergeruch des Menschen sind, hervorgerufen zumeist infolge bakterieller Zersetzungsprozesse. Während die Zahl ekkriner Drüsen bereits von Geburt an vorhanden ist, entwickeln sich die apokrinen Drüsen erst während der Pubertätsphase des Menschen.

ekkrine und apokrine Drüsen

Die ekkrinen Schweißdrüsen sind funktional für die wichtige Thermoregulation sowie den Wasserelektrolythaushalt des Körpers zuständig. Demgegenüber sind die apokrinen Drüsen für geruchskommunikative Prozesse verantwortlich. Sie haben keinen Einfluss auf die Thermoregulation oder den Wasserhaushalt. Apokrine Drüsen sind anatomisch betrachtet deutlich größer als ekkrine Drüsen.

Eine weitere Besonderheit der Differenzierung besteht neben der Lokalisation der apokrinen Drüsen, die man zumeist in den behaarten Körperzonen vorfindet (Achsel-, Anal-, Genitalbereich), darin, dass die Ausführungsgänge dieser Duftdrüsen in die Haarfollikel münden, somit nicht direkt an der Hautoberfläche enden.

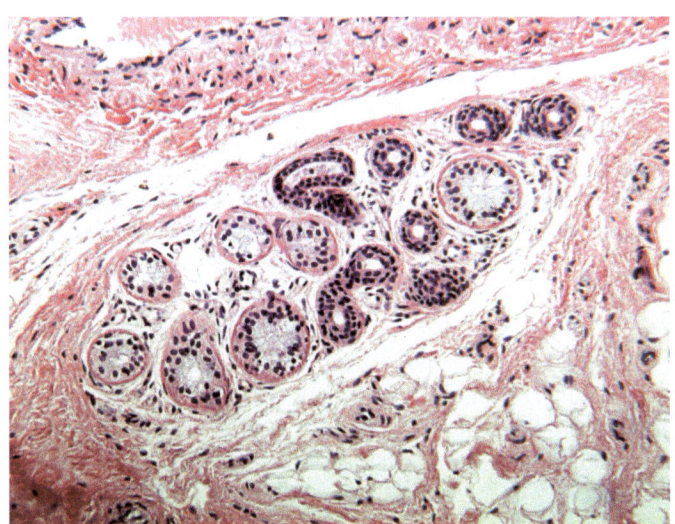

Elektromikroskopi-
sche Aufnahmen der
Schweißdrüsen

Abbildung 2: ekkrine Drüse im Achselbereich

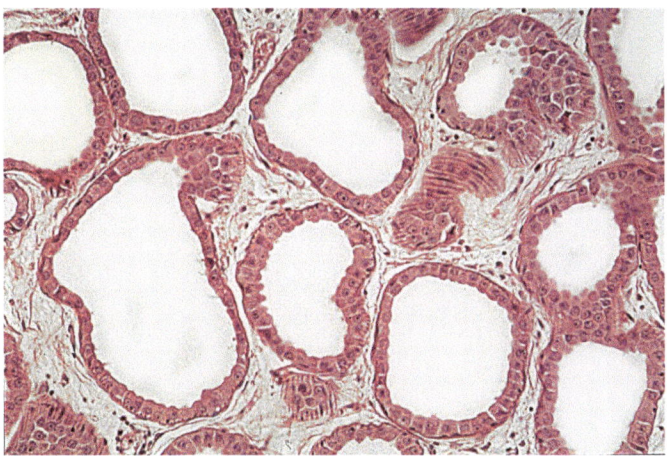

Abbildung 3: apokrine, große Duftdrüse

Da auch im Zusammenhang mit der Leitungswasser-Ionto-phorese der Ionentransport eine wichtige, wenn auch nicht abschließend wissenschaftlich geklärte Rolle spielt, sei hier ergänzt, dass es an der Schweißdrüse bei Übertrag des Botenstoffes Acetylcholin zur Aktivierung von Ionen kommt. Ungeklärt ist in diesem Zusammenhang allerdings die Frage, ob die Aktivierung generell oder aber eben durch die LWI erfolgt.

Bedingt durch den Ionentransport sammelt sich in der Folge der primär isotone Schweiß im Drüsenknäuel. Von dort wird er bis zum Drüsenporus entlang der Ausführungsgänge transportiert, wo er als hypotones Sekret austritt. Natrium- und Chlor-Ionen werden in diesem Transportprozess rückresorbiert.

3 Prävalenz der Hyperhidrosis

Krankhaftes Schwitzen kommt weitaus häufiger vor als allgemein angenommen. So wird die Prävalenz der Hyperhidrosis auf bis zu 4 % der Weltbevölkerung geschätzt. Es existieren bis dato allerdings nur wenige valide Prävalenzstudien. In der Fachliteratur werden nur vereinzelt Aussagen über eine Häufigkeitsverteilung dieser Erkrankung in der Gesamtbevölkerung oder auf nationalen Bevölkerungsebenen getroffen. Vielmehr wird pauschal von einem häufig auftretenden und einem von der Medizin vernachlässigten Krankheitsphänomen gesprochen.

Demografisch betrachtet ist das Vorkommen einer Hyperhidrosis in der Altersgruppe zwischen 18 und 65 Jahren am höchsten und das männliche Geschlecht scheint häufiger vom übermäßigen Schwitzen betroffen zu sein. Grundsätzlich sind alle ethnischen Bevölkerungen betroffen.

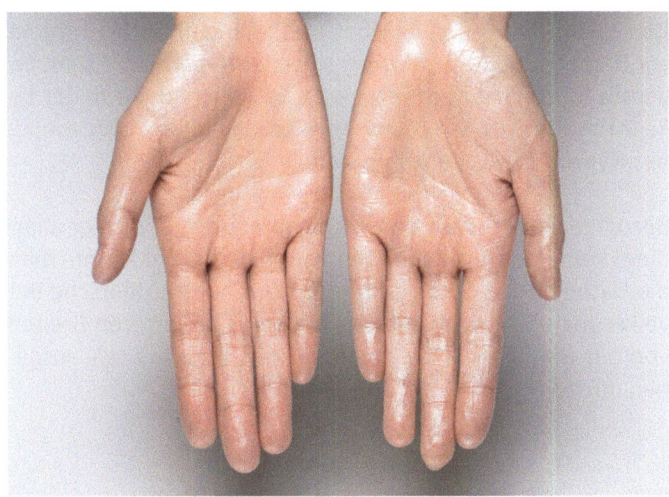

Abbildung 4: palmare Hyperhidrosis – Handschweiß

Eine palmoplantare Hyperhidrosis beginnt häufig schon in der frühen Kindheit, kann sich aber durchaus auch erst im späteren Lebens- oder Erwachsenenalter manifestieren. Das axillare Schwitzen hingegen setzt überwiegend zu Beginn oder mit der Pubertätsphase ein. Bei ca. 50% der Betroffenen sind Hände und Füße vom Schwitzen betroffen und anhand dieser Zahlen zeigt sich bereits das nicht unwesentliche Indikationsfeld einer Iontophorese-Therapie zur Behandlung fokaler Hyperhidrosen.

Studie zur Hyperhidrosis in den USA

Eine der wohl größten Studien zur Prävalenz der Hyperhidrosis fand in der Vergangenheit in den USA im Jahre 2004 statt. Die Befragung erfolgte auf Interviewbasis von 150.000 Haushalten. Alter, Geschlecht, Betroffenheit von Angehörigen und weitere Aspekte wurden erhoben. Die Beantwortung spezifischer Fragen zur Hyperhidrosis wurde in den Auswertungen berücksichtigt. Im Rahmen der Studie wurden Betroffene zusätzlich gebeten, die Form des Schwitzens auf einer Skala (HDDS - Hyperhidrosis Disease Severity Scale) zu dokumentieren.

HDDS - Hyperhidrosis Disease Severity Scale

Diese Skala war ein nützliches und anerkanntes Instrument zur Bemessung des Schweregrades der Hyperhidrosis. Im Ergebnis führte diese großangelegte Prävalenzstudie zu der Erkenntnis, dass ca. 2,8 % der Bevölkerung in den USA von einer Hyperhidrosis betroffen sind.

Bezogen auf den deutschsprachigen Raum gibt es hier allerdings keine vergleichbaren Studien. Mit Vorsicht könnte man die Daten der US-Studie aber durchaus auf die deutsche Bevölkerung übertragen, so dass man auch in unseren Breiten von der Häufigkeit einer Hyperhidrosis bis zu ca. 2% ausgehen dürfte.

4 Formen der Hyperhidrosis

4.1 Primäre Hyperhidrosis

Krankhaftes Schwitzen unterscheidet sich grundsätzlich in zwei Formen, die primäre und die sekundäre Hyperhidrosis. Bei der primären Erscheinungsform der Hyperhidrosis, in der Literatur auch als essentielle oder idiopathische Form beschrieben, wird das hohe Sekretionsniveau auf eine funktionelle Störung der ekkrinen Schweißdrüsen, bedingt durch eine Überfunktion der Sympathikusnerven im autonomen (vegetativen) Nervensystem zurückgeführt.

Bei diesem unbestimmten Krankheitsbild liegen keine internistischen Erkrankungen oder externen Ursachen zugrunde. Stimuliert werden die Schweißdrüsen durch den sympathischen Teil des vegetativen Nervensystems. Physiologisch näher betrachtet werden die ekkrinen Schweißdrüsen von sympathischen Nervenfasern innerviert, die den Botenstoff Acetylcholin als Transmitter entsenden und die Schweißdrüse ansprechen.

Da hier nicht Adrenalin sondern Acetylcholin der Boten-/ bzw. Überträgerstoff ist, stellen die ekkrinen Schweißdrüsen eine Ausnahme im sympathischen Nervensystem dar. Schweißdrüsen haben somit keine adrenerge sondern cholinerge Rezeptoren. Aufgrund dieser Besonderheit können biomedizinisch die Schweißdrüsen durch anticholinergisch wirksame Substanzen gehemmt werden.

Acetylcholin als Botenstoff

Die genaue Ursache der Überstimulation des autonomen Nervensystems ist bislang unbekannt. Die primäre Hyperhidrosis tritt am häufigsten fokal in umschriebenen Körperarealen auf, kann jedoch auch generalisiert, das heißt am gesamten Körper in Erscheinung treten.

In der Praxis findet sich eine primäre Hyperhidrosis überwiegend an Händen, Füßen oder im Achselbereich, somit an genau den Prädilektionsstellen, die auch im Indikationsfokus der LWI liegen. In diesen Hautregionen, die durch eine hohe Dichte an ekkrinen Schweißdrüsen gekennzeichnet sind,

Lokale und generalisierte Formen der Hyperhidrosis

kann die Schweißüberfunktion isoliert oder nicht selten sogar in Kombination auftreten, etwa an Händen und Füßen zugleich. Da sich bei diesen Phänomenen das Schwitzen auf bestimmte Hautbezirke beschränkt, spricht man auch vom Vorliegen einer lokalen primären Hyperhidrosis. Tritt das Schwitzen allerdings am gesamten Körper auf, so wird diese Erscheinung in der Dermatologie als generalisierte Hyperhidrosis beschrieben.

Auslöser der primären Hyperhidrosis sind häufig emotionale Faktoren und Stress. Durch die erhöhte Schwitzdisposition können aber auch thermische Reize, körperliche Anstrengung, Aufregung und Nervosität schneller als bei nicht veranlagten Menschen zu einer Verstärkung des Schwitzens führen. Die Belastungstoleranz gegenüber Stress ist bei Betroffenen mit Diagnose einer primären Hyperhidrosis deutlich herabgesetzt.

Die primäre Hyperhidrosis manifestiert sich vorwiegend in der Pubertätsphase und bleibt nicht selten ein Leben lang bestehen. Sie kann sich aber durchaus schon im Kindesalter oder aber erst im Erwachsenenalter (hier häufig im dritten und vierten Lebensjahrzehnt) entwickeln.

Leitlinien zur Therapie der Hyperhidrosis der DDG s. 8.1

In ihren Leitlinien zur Definition und Therapie der primären Hyperhidrosis hat die Deutsche Dermatologische Gesellschaft (DDG) einen Fragebogen erstellt, der Antworten auf eben diese Fragestellung, ob eine primäre Hyperhidrosis vorliegend sein kann, offenbaren und vereinfachen soll. Demgemäß gilt es folgende Kriterien abzuklären:

> Beginn der Symptome im Kindes- oder Jugendalter (< 25 Jahre)
> Auftreten des Schwitzens temperaturunabhängig, unvorhersehbar, und nicht willentlich kontrollierbar
> Fokales Auftreten in einer oder mehrerer Prädilektionsstelle(n) mit beidseitigem, symmetrischem Befall
> Auftreten öfter als 1x/ Woche mit Beeinträchtigung im Alltag

➢ Kein vermehrtes Schwitzen während des Schlafes
➢ Positive Familienanamnese

Gelangt man schließlich im Zuge der Diagnosefindung und unter Zuhilfenahme oben genannter Bestimmungsmerkmale zu dem Ergebnis, dass bei Betroffenen eine primäre, umschriebene Hyperhidrosis vorliegt, so ist bei Würdigung lokaler Umstände der Schweißstörung die LWI neben dem Versuch externer Anwendungen durch Antitranspirante das therapeutische Mittel der Wahl und gilt als relativ indiziert.

4.2   Sekundäre Hyperhidrosis

Demgegenüber umfasst die sekundäre oder auch als symptomatisch bezeichnete Hyperhidrosis all die Erscheinungsformen des Schwitzens, die eine Grunderkrankung zur Ursache haben. Das Schwitzen ist hier Folge oder Symptom einer Krankheit. Die sekundäre Hyperhidrosis kommt als Begleitsymptom bei einer Vielzahl internistischer, neurologischer und endokriner Krankheitsbilder vor. Zu den bekanntesten Erkrankungen zählen u.a.

➢ Diabetes mellitus (Zuckerkrankheit)
➢ Herzinsuffizienz
➢ CRPS (komplexes regionales Schmerzsyndrom)
➢ Apoplex (Schlaganfall)
➢ Spezifische Tumorerkrankungen
➢ Infektionskrankheiten wie Malaria
➢ Psychische Krankheiten wie Phobien
➢ Klimakterium, Hyperthyreose (Schilddrüsenüberfunktion)

Erkrankungen die Schwitzen zur Folge haben

Hier gilt es mit einer Kausaltherapie die Ursache der Grunderkrankung aufzudecken, um auf diesem Wege die Symptome der übermäßigen Schweißbildung zu unterbinden.

Die Therapie einer symptomatischen Hyperhidrosis obliegt dem Facharzt der jeweils für das Schwitzen verantwortlichen Grunderkrankung, somit einem Neurologen, Endokrinologen, Chirurgen oder Internisten. Wird die zugrundeliegende

Erkrankung erfolgreich therapiert, so wird sich auch das begleitende Krankheitssymptom des exzessiven Schwitzens lindern. In der Praxis erweist sich diese Differenzierung zwischen einer primären oder aber sekundären Hyperhidrosis als diagnostisch schwierig, denn im Diagnoseverfahren gibt es nur wenig eindeutige Parameter oder gar Messwerte, die gezielt auf eine isolierte Diagnose Hyperhidrosis schließen lassen.

Die Behandlung einer sekundären Hyperhidrosis mit der LWI wäre eine reine Symptombehandlung und daher nicht indiziert.

Im Prozess der Krankheitsfindung stellt sich insofern differentialdiagnostisch immer die Frage, ob tatsächlich eine Hyperhidrosis vorliegt oder aber ob die Schwitzneigung auf eine andersartige Grunderkrankung zurückgeführt werden kann. Eine solche Ausschlussdiagnose kann nur aufgrund einer umfangreichen Anamnese erfolgen.

Das differentialdiagnostische Spektrum zur Abklärung krankhaften Schwitzens ist sehr breit und umfasst einen umfangreichen Bereich der Inneren Medizin. Eine derartige Sondierung erfolgt auf Basis von Patientengesprächen und weiterführenden anamnestischen Erhebungen.

5 Psychosoziale Beeinträchtigungen

Durch das übermäßige und krankhafte Schwitzen ist die Lebensqualität Betroffener stark eingeschränkt und nachweislich mit sozialen, beruflichen und medizinischen Problemen einhergehend. Ein kühler, nasser und feuchter Händedruck, ständig schweißnasse Füße oder aber für jedermann sichtbare Schweißflecke in der Kleidung wirken auf Außenstehende meist abstoßend. Für die Betroffenen bedeutet diese Einbuße an Lebensqualität zusätzlichen Stress.

Nicht selten fühlen sich Hyperhidrotiker sozial stigmatisiert und in ihrer Leidenswahrnehmung unverstanden. Das häufig immer noch als kosmetische Erscheinung beschriebene Schwitzproblem wurde über die Jahre hinweg tabuisiert, als Seltenheit beschrieben und aus diesen Gründen in der medizinischen Bewertung geringgeschätzt. Betroffene fühlen sich hingegen nachweislich in sozialen Situationen unsicher und ängstlich. Sie leiden an einem geminderten Selbstwertgefühl, einer herabgesetzten Lebensqualität und vielen Beeinträchtigungen im Alltagsablauf. Diese Behinderungen wirken sich längerfristig stark auf die Lebensqualität und hier vordergründig auf die gesundheitsbezogene Lebensqualität aus.

Dies alles sind negative psychosoziale Begleitumstände des Schwitzphänomens. Durch die übermäßige Schweißabsonderung im sozialen Kontext wirkt diese physiologische Körperreaktion besonders intensiv und die wahrgenommene soziale Bedrohung wird von den betroffenen Personen im gesteigerten Ausmaß als Katastrophe erfahren.

Angst vor dem Schwitzen führt in Teufelskreis

Aus ihrem sozialen Umfeld erfahren Betroffene mit Schwitzauffälligkeiten häufig abwertende Reaktionen, so dass sie sich in der Folge negativ auf ihre eigene Wahrnehmung und ihr Schwitzmuster konditionieren mit der Konse-

quenz einer Angstverstärkung, die in einen Teufelskreis über-
geht. Dies führt zu einer selektiven Wahrnehmung des eigenen Schwitzproblems mit negativen Denkmustern wie:

*«...schon wieder...gleich geht's los...wird es wieder so schlimm
wie letztmalig...alle sehen mein Problem...ist das peinlich, ich
könnte im Boden versinken...»*

Diese negativen Gedankenmuster wiederum führen zu Angst
und Scham in derartigen Situationen. Negativgedanken und
Angstmuster verstärken schließlich auch die körperlichen Reaktionen, respektive das exzessive Schwitzen. Betroffene
werden in der Folge aufgrund ihrer Negativerlebnisse zu
wahren Künstlern der Entwicklung von Vermeidungsverhal-
ten und Ausweichstrategien. Sie scheuen soziale Kontakte,
isolieren sich zunehmend aus ihrem sozialen Umfeld, nehmen nicht mehr an gesellschaftlichen oder kulturellen Ver-
anstaltungen teil und sind auch im Berufsalltag massiven Beeinträchtigungen ausgesetzt.

Auf der anderen Seite gilt es nachweislich als bewiesen, dass
Betroffene durch verschiedene Behandlungen und die damit
einhergehenden therapeutischen Erfolge und Verbesserun-
gen im Kampf gegen das Schwitzen zu einem Mehr und Zu-
gewinn an Lebensqualität gelangen. Genau wie diese durch
andauernde Nichtbehandlung des Schwitzens abnimmt,
steigt die Lebensqualität andererseits signifikant im Zuge einer effektiven ansprechenden Therapie.
Dieses Phänomen ist auch in den vielen Erfahrungsberichten
Betroffener nachzuvollziehen, die sich der LWI-Therapie an-
vertraut haben.

6 Geschichte der Elektrotherapie

Bevor im weiteren Verlauf des Buches auf die elektrotherapeutischen Besonderheiten der LWI eingegangen wird, erfolgt zunächst ein kurzer Blick zurück in die Vergangenheit der Elektromedizin.

Bereits in der Antike hat sich der Mensch die heilende Wirkung von Elektrizität medizinisch zu Nutze gemacht. So gibt es Berichte und überlieferte Rezeptsammlungen römischer Ärzte über den Einsatz elektrisierender Fische zur Behandlung von Krankheiten wie Gicht, Arthritis, Blutungen, Kopfschmerzen oder Migräne.

Elektrizität in der Medizin

Zu den bekanntesten Tierarten, die in der traditionellen Medizin als natürliche Stromquelle herhalten mussten, gehörten der Zitterrochen sowie der Zitteraal.

Der Zitterrochen lähmt seine Beute durch elektrische Entladungen mit Stärken von 60 bis 230 V und über 30 Ampere. Bei einem Zitteraal können die etwa 5.000 bis 6.000 Elektrozyten (Muskelzellen, die eine elektrische Spannung erzeugen können) eine kollektive Spannung von bis zu 500 Volt bei einem Strom von 0,83 Ampere und somit eine Leistung von 415 Watt erzeugen.

Die elektrischen Fische wurden zu Linderungszwecken in die Nähe der zu therapierenden Körperzonen gebracht, wo sie gezielt Serien von Elektroschocks verabreichten. Diese elektrischen Impulsstöße wiederum wirkten dann nachweislich schmerzreduzierend und waren somit von therapeutischem Nutzen.

Nach diesen Vorläufern der Nutzung tierischer Elektrizitätsquellen hat sich die Behandlung mit Strom als fester Bestandteil der physikalischen Therapie etabliert.

physikalische Therapie mit Strom

Therapeutisch und zielorientiert ist Strom nur in geeigneter Form wirksam. Er kann auf den menschlichen Organismus grundsätzlich folgende Wirkungen übertragen:

> Strom kann Verbrennungen erzeugen
> Strom kann Aktionspotentiale in physiologisch erregbarem Gewebe auslösen
> Strom kann ein elektrisches Spannungsfeld erzeugen

Therapeutisch angewandte Stromzufuhren sollen eine der drei aufgeführten Wirkungen auslösen, wobei gerade vor dem Hintergrund der Geeignetheit des Stromes die Gefahr von Verbrennungen als Wirkung ausgeschlossen oder zumindest reduziert werden soll. Daher müssen bei der Therapie mit Strom strikte Regeln und Qualitätsvorschriften eingehalten werden, was ganz besonders auch für die Anwendungsgeräte der Leitungswasser-Iontophorese Gültigkeit besitzt.

Behandler und Patient sollten ein entsprechendes Verständnis für die Prozesse und Einwirkungen der Elektrizität auf den Körper mitbringen, letztendlich um Gefahren zu eliminieren aber auch um Wirkungen gezielt fördern zu können.

Der menschliche Körper ist reich an Wasser und Elektrolyten und dient daher als effektiver Stromleiter. Diese frühen wissenschaftlichen Feststellungen bedeuteten die Geburtsstunde der Iontophorese im klassischen Sinne als stromgeführter Medikamententransport.

Wie jede andere therapeutische Methode oder Technik ist aber auch die Elektrotherapie mit all ihren Einsatzfeldern kein Allheilmittel. Nicht selten lässt sich mit ihr aber eine oft bemerkenswerte schmerzlindernde Wirkung erzielen oder im Falle ihrer Spezialform als LWI eine außerordentliche Schweißreduktion bei Behandlung des übermäßigen Schwitzens.

7   Keine Angst vor Stromschlägen

Obwohl bei der Iontophorese mit Wasser und elektrischem Strom therapiert wird, ist das Verfahren bei Einhaltung der Qualitätsstandards völlig ungefährlich. Selbstverständlich müssen die Geräte alle gesetzlichen Sicherheitsnormen (TÜV, CE-Nummer usw.) erfüllen. Die Stromquelle baut eine Spannung von max. 60 Volt auf, wodurch ein Stromfluss von ca. 10 - 30 mA gewährleistet wird. Der gepulste Strom hat eine Frequenz von 10 kHz. Die Geräte sind heute elektronisch so konstruiert und weiterentwickelt, dass sprunghafte Spannungsänderungen nicht mehr auftreten.

Noch zu den Pionierzeiten der LWI wurde bei der Therapie mit kontinuierlichem Gleichstrom ein leicht wahrnehmbarer Stromschlag beschrieben. Dieser Stromstoß wurde von Betroffenen ähnlich der Wirkung bei Anfassen eines Weidezaunes erfahren und in Anlehnung an diesen Vergleich als sogenannter «**Weidezauneffekt**» bezeichnet.

Bei unsachgemäßer Handhabung der Therapiegeräte konnten beim plötzlichen Eintauchen oder Herausnehmen der behandelten Körperareale aus den stromdurchflossenen Wasserbädern diese leichten Stromschläge auftreten. Selbst bei unfreiwilliger Unterbrechung des Behandlungsstroms trat dieser unerwünschte Effekt in der Vergangenheit auf, nicht selten sogar in einem durchaus schmerzhaften Ausmaß. Hat man nur mal kurz die Hände oder Füße bewegt und den Kontakt verloren, so kam dieser Effekt sogar häufiger während einer Therapiesitzung vor. In der Vergangenheit war daher ein hohes Maß an Behandlungsdisziplin notwendig.

Stromkribbeln wie bei Berührung eines elektrischen Weidezauns

Später dann trat der beunruhigende Stromschlag nur noch bei vereinzelten Gleichstromgeräten auf. Um dem vorzubeugen wurde nach Ablauf der Therapiezeit die Behandlungsspannung zuerst auf «Null» geregelt und danach erst konnten Hände oder Füße gefahrlos aus den Wannen genommen werden.

Heute gibt es diesen unangenehmen Effekt gar nicht mehr, da die Geräte aufgrund ihrer Beschaffenheit und Konstruktion diese Störung mit einhergehender Missempfindung umgehen.

Obwohl längst überholt wird dieser «Weidezauneffekt» in der medizinischen Literatur noch immer im Zusammenhang mit möglichen Nebenwirkungen aufgeführt. Der elektrische Schlag ist spürbar, wenn die Regelelektronik bei einer Stromregelung schlagartig auf einen sich ändernden Widerstandswert reagiert.
Die Elektronik wird bei einer Stromregelung versuchen, immer den eingestellten Strom fließen zu lassen. Die Spannung wird in einem solchen Fall spürbar springen.
Geräte mit einer Spannungsregelung besitzen diese Problematik generell nicht, da die Spannung auf dem Einstellwert gehalten wird. Trotzdem bleibt das Unterbrechen des Stromkreislaufes für jede Regelungsart problematisch, da in diesem Fall die Regelung faktisch aussetzt.

Durch Trenngitter ist bei den heutigen Geräten ein erforderlicher und Verbrennungen vorbeugender Abstand zwischen Haut und Elektrode gewährleistet. Diese Trenngitter oder auch Handtücher (Applikatoren) dienen ausschließlich dazu, dass die Haut nicht in direkten Kontakt mit den Elektroden kommt. Dabei hat selbst die Beschaffenheit der Elektroden, ob diese nun aus Metall oder Silikon (Gummi) bestehen, keine besondere Bedeutung.
Wird dieser Abstand zu groß und dies auch nur im Sekundenbereich, so fällt der Behandlungsstrom in sich zusammen. Die meisten Hersteller haben gute oder weniger gut funktionierende Lösungen und elektronische Regelegungen zur Vermeidung von Stromschlägen.

Wichtig und gültig für alle LWI-Geräte ist die Reihenfolge der Schaltungen:
Zunächst sollte das Gerät eingeschaltet und erst dann mit der Behandlung begonnen werden oder aber die Behandlung wurde beendet und das Gerät sollte erst dann ausgeschaltet werden.

Dieser kurze, heftige (Weidezaun-)Stromschlag war früher dafür verantwortlich, dass die LWI-Therapie des übermäßig lokalen Schwitzens bei Kindern als absolut kontraindiziert galt. Mittlerweile ist auch diese Einschränkung längst überholt.

Der erst später in die LWI-Praxis eingeführte Pulsstrom (gepulster Gleichstrom) ist besonders geeignet für empfindliche Patienten, somit auch für Kinder und Jugendliche. Das einstige Missempfinden des Therapiestroms geht fast vollständig verloren. Auch die Behandlung sensibler Körperstellen wie Achseln, Gesicht oder Rücken sollte bevorzugt mit dieser Stromform therapiert werden.

Der Patient könnte heutzutage problemlos während der Anwendung die Hände und Füße so oft er möchte während der Therapiesitzung aus den Behandlungswannen herausnehmen, ohne Angst vor dem Strom haben zu müssen. Und dies gilt aufgrund der sicherheitsorientierten Therapiegeräte grundsätzlich für beide Stromarten in der LWI-Behandlung. Der Gebrauch eines Steuergerätes mit medizinisch zugelassenem Netzteil ist durch eine sogenannte «galvanische Trennung» ungefährlich, da der Behandlungsstromkreis technisch komplett von der Netzversorgung getrennt ist. Die Netzspannung wird somit gar nicht zum Gerät durchgereicht, selbst im Falle schwerer Fehler nicht. Vor dem Erwerb eines Gerätes mit Netzstecker sollte abgeklärt werden, ob diese technische Sicherheitsvorkehrung gegeben ist.

Galvanische Trennung

8 Iontophorese und LWI

Beweis der Iontophorese durch Tierexperiment

Als Teilgebiet der Elektrotherapie erlangte die Iontophorese im Jahre 1908 erste wissenschaftliche Bestätigungen durch den Forscher **Leduc** und dessen bekanntes Kaninchenpaar Experiment. Im Rahmen seiner Beweislehre brachte er unter einem Versuchstier unterhalb der Kathode und unter dem anderen Tier unterhalb der Anode eine Strychnin Lösung an. Strychnin ist chemisch positiv geladen, wurde von der Anode abgestoßen, wanderte durch die Haut des Tieres und tötete dieses. Hierdurch konnte der Beweis erhoben werden, dass durch Gleichstrom Ionen durch ein Gewebe transportiert werden können. Dieses Verfahren konnte somit bei der Einschleusung von ionisierten Wirkstoffen in die Haut genutzt werden. Ferner wurde demonstriert, dass chemische Substanzen nicht nur lokal angewandt wirken, sondern auch systemische Wirkung erzielen können.

Wirkstoffe können direkt unter der Haut in den Blutkreislauf und von dort weiter transportiert werden. Ohne die Haut zu verletzen, kann man daher Medikamente mit Strom in den Körper einbringen.

Medikamente lassen sich mit Strom in die Haut transportieren

Bei der klassischen Iontophorese handelt es sich somit um eine Form der Elektrotherapie, bei der Wirkstoffe mit Hilfe des Stromes in die Haut transportiert werden. Diesen Funktionsmechanismus macht sich sowohl die Medizin als auch die Kosmetik zum Einschleusen von Wirkstoffen zu Nutze. Überwiegend kommt das Verfahren in der Dermatologie, der Orthopädie oder in der Physiotherapie zum Einsatz (u.a. zur Schmerztherapie oder bei Entzündungen). An die Haut oder an bestimmten Hautbezirken wird eine geringe elektrische Spannung angelegt, wodurch sich geladene Moleküle in und durch die Epidermis befördern lassen.
Der applizierte Strom ist in der Regel ein galvanischer Strom (Gleichstrom). Eine einfache elektrostatische Abstoßung ist dafür verantwortlich, dass die Wirkstoffe schließlich effektiver als auf anderen Wegen in die Haut eindringen können.

Positiv geladene Wirkstoffe etwa wandern zur Kathode (negativ geladene Elektrode) und negativ geladene zum positiven Pol, der Anode. Die angelegte Spannung zwischen Arbeits- und Gegenelektrode bewirkt, dass die gleichnamig geladenen Wirkstoff-Ionen von der Arbeitselektrode abgestoßen und in die Haut transportiert werden.

8.1 Leitungswasser-Iontophorese

Die vornehmlich für die Therapie der lokalen Hyperhidrosis induzierte Leitungswasser-Iontophorese hingegen ist streng genommen keine Iontophorese im urtümlich klassischen Sinn, denn hier wird weder ein Wirkstoff noch ein sonstiges Medikament durch die Haut geschleust.

Sie beruht vielmehr auf einem anderen, bis heute noch nicht genauer geklärten Wirkungsmechanismus. Man vermutete lange Zeit, dass unspezifische Stromschädigungen Verhornungen in den Schweißdrüsenausführungsgängen verursachen. Hierdurch entstehen mechanische Blockaden in der Hornschicht, die einen Sekretaustritt erschweren. Andere Untersuchungen gehen demgegenüber davon aus, dass der Strom die Reizschwelle der Schweißdrüsensekretion erhöht oder Proteine denaturiert, wobei es sich bei diesem Prozess nicht um eine Blockade sondern um eine Störung der Stimulus-Sekretions-Kopplung handelt.

Wie in der medizinischen Literatur recherchierbar, entdeckten Mitte des 19. Jahrhunderts zwei Forscher unabhängig voneinander durch die Anwendung der Leitungswasser-Iontophorese zufällig den Effekt einer Anhidrose, einer reduzierten oder fehlenden Schweißsekretion ausschließlich im Umgang mit Strom und Wasser (1942, Takata, Shelley).
1952 wurde dann die Bedeutung der LWI wissenschaftlich bestätigt und durch Levit wurde dieses Verfahren im Jahre 1968 in die Dermatotherapie zur Behandlung palmoplantarer Hyperhidrosen eingeführt.

Einführung der LWI in die Dermatologie

35

Die Entwicklung eines einfachen und patiententauglichen Gerätes schloss sich an und bewies sich in Vergleichsstudien als vorteilhaft gegenüber anderen Therapieverfahren.

Wissenschaftliche Auseinandersetzungen in Bezug auf die Wirksamkeit der LWI bei Indikation Hyperhidrosis erfolgten in diversen Studien. Im Jahre 1987 wurde die LWI auch für die Heimtherapie entwickelt. Es schlossen sich Studien zur Optimierung und Modifizierung des Therapieschemas mit kontinuierlichem Gleichstrom an, ehe 1995 die Einführung der LWI mit gepulstem, hochfrequentem Gleichstrom in die dermatologische Praxis erfolgte.

LWI-Leitlinien für die Praxis

Das Verfahren der LWI wird wissenschaftlich begleitet und kontrolliert. So vergibt die Deutsche Dermatologische Gesellschaft e.v. (DDG) in periodischen Abständen »Leitlinien« für die Anwendungspraxis der Leitungswasser-Iontophorese. Die DDG befasst sich mit der Förderung wissenschaftlicher Erkenntnisse u.a. aus dem Bereich der Dermatologie sowie deren Spezialfelder.

Bei der DDG handelt es sich um eine nationale wissenschaftliche Fachgesellschaft mit Sitz in Berlin, die auch international vernetzt ist und für viele Organisationen eine beratende Tätigkeit einnimmt. Sie ist Mitglied in der Arbeitsgemeinschaft der Wissenschaftlichen Medizinischen Fachgesellschaften, kurz AWMF.

Die Leitlinien der Wissenschaftlichen Medizinischen Fachgesellschaften sind systematisch entwickelte Hilfen für Ärzte zur Entscheidungsfindung in spezifischen Situationen. Sie beruhen auf aktuellen wissenschaftlichen Erkenntnissen und in der Praxis bewährten Verfahren und sorgen für mehr Sicherheit in der Medizin, sollen aber auch ökonomische Aspekte berücksichtigen. Leitlinien sind für Ärzte rechtlich nicht bindend, haben daher weder haftungsbegründende noch haftungsbefreiende Wirkung.

Die AWMF erfasst und publiziert diese Leitlinien der Fachgesellschaften mit größtmöglicher Sorgfalt - dennoch kann sie

für die Richtigkeit des Inhalts keine Verantwortung übernehmen. Insbesondere bei Dosierungsangaben sind stets die Angaben der Hersteller zu beachten.

Zur institutionalisierten Qualitätssicherung der LWI gehört
das Ziel leitlinienkonform durch standardisierte Qualitäts-
richtlinien die Sicherheit und die Erfolgsquote dieser Therapie in der Behandlung der Hyperhidrosis zu optimieren. Besonderes Augenmerk wird auf technische Daten der verwen-
deten Geräte, Indikationsstellung und Durchführung der LWI
sowie die Kontrolle der Ergebnisqualität gelegt.

8.2   Wirkstoff-Iontophorese

Verschiedene Wirkstoffe können extern über unterschiedliche Träger wie Gele, Salben oder Lösungen durch die Haut in
den Organismus gelangen und entfalten auf diesem Wege ihr
therapeutisches Spektrum.
Bei der klassischen Iontophorese werden die ionisierten
Wirkstoffe unter Strom in das menschliche Gewebe transportiert, um dort ihre Wirkung entfalten zu können. Daher
stellt sich durchaus die berechtigte Frage, ob man nicht auch
schweißhemmende Wirkstoffe wie etwa Anticholinergika,
Botox oder Aluminiumsalze auf diesem Wege systemisch in
den Körper einbringen kann.
Diese Hypothese wurde wissenschaftlich aufgegriffen mit
dem Ergebnis, dass im Vergleich die Iontophorese mit Wirk-
stoffzusatz gegenüber der LWI mit reinem Wasser auf den
ersten Blick durchaus effektiver erscheint.

Physiologisch spielt bekanntlich der Neurotransmitter Acetylcholin (ACh) bei der Entstehung von Schweiß die entscheidende Rolle. So existieren einige Medikamente in der systemischen Therapie, die eine Schweißproduktion unterdrü-
cken, indem sie diesen Neurotransmitter blockieren. Bei dieser Wirkstoffgruppe handelt es sich um die sogenannten Anticholinergika.
Durch Blockieren spezifischer Rezeptoren werden die Ner-
venreize, die zur Sekretionssteigerung führen, unterdrückt.

Modifizierte Ionto-
phorese mit
Anticholinergika

Diesen Effekt versuchte sich die Wissenschaft in Testreihen auch bei der Iontophorese zu Nutze zu machen, so durch die Zugabe von Trägermedien mit Anticholinergika. Doch auch diese Abwandlung der klassischen Leitungswasser-Iontophorese ist aufgrund lokal und systemisch auftretender Nebenwirkungen nicht empfehlenswert.

In der Literatur sind unterschiedliche Angaben zum therapeutischen Effekt aufgezeigt, jedoch sind die vielfältigen Nebenerscheinungen durch die Aufnahme der Anticholinergika über die Haut wie z.b. Mundtrockenheit, Sehstörungen, Beschwerden bei der Blasenentleerung und Störungen des Verdauungstraktes, ausschlaggebend für die geringe Akzeptanz eines solchen modifizierten Therapiekonzeptes. Gerade bei Zugabe sogenannter Anticholinergika, die zur systemischen Behandlung einer vorwiegend generalisierten Form der Hyperhidrosis indiziert sind, hat die Anwendung somit erhebliche Nebenwirkungen zur Folge. Dies wurde in einer nicht randomisierten, kontrollierten Studie und mehreren Beobachtungsstudien festgestellt. Aus eben diesem Grund hat sich diese Wirkstoffiontophorese nicht in der Therapiepraxis durchgesetzt. Die von Anwendern tolerierte Stromstärke war bei dieser Form der Iontophorese zudem meist niedriger. Gerade die Stromstärke ist aber ein ganz wesentlicher Parameter, der zur Effektivität der Anwendung und zum Behandlungsziel wesentlich beiträgt.

Wird als Behandlungsmedium statt reinem Leitungswasser eine andere Elektrolytlösung genutzt, dem Wasser etwa Salz beigefügt, so sind die therapeutischen Ergebnisse in Versuchsstudien weniger ansprechend gewesen und haben sich therapeutisch nicht zuletzt aufgrund auftretender Nebenwirkungen als kontraproduktiv erwiesen. Dies gilt für Kochsalzlösung wie auch für Aluminiumchlorid-Lösungen. Bei Probandentests wurde festgestellt, dass Salze das Auftreten von Nebenwirkungen erhöhen. Zudem reduzierte sich der therapeutische Erfolg der Iontophorese auch bei diesen Zusätzen signifikant.

Der kombinierte oder sogar begleitende Einsatz von Aluminiumchloriden mit der Iontophorese, etwa durch Zugabe in das Behandlungswasser, führt schon aus dem folgenden Grund zu keiner therapeutischen Ansprechquote:
Die Wirkungsmechanismen der Salze und die der LWI behindern sich gegenseitig. Die Salze verschließen oberflächlich die Ausführungsgänge der Schweißdrüsen. Für den Erfolg und Mechanismus der Iontophorese ist ein Freibleiben der Drüsengänge jedoch Grundvoraussetzung für Stromfluss und Transport der Ionen. Nur bei Durchgängigkeit der Ausführungsgänge kann die Iontophorese ihre hohe Wirksamkeit entfalten. Bei all den alternativen Medien als Leitstoff stellt sich somit neben einer geringeren Ansprechquote auch ein höheres Maß an Nebeneffekten ein als bei der LWI.

Es gilt somit die Empfehlung, eine Iontophorese völlig isoliert mit Wasser als Behandlungsmedium anzuwenden und eine vorherige Behandlung mit Aluminiumchloriden rechtzeitig abzusetzen. Im Idealfall sollte man als Anwender dieser Antitranspirante vor Beginn der LWI-Therapie die Behandlung mit Metallsalzen einige Tage absetzen, da die Salze mit der Zeit aus den Ausführungsgängen ausgespült werden und im Zuge der Regeneration der verschließende Pfropf aufgelöst wird. Erst dann kann die Iontophorese ihre Wirksamkeit entfalten.

ALC3 gilt als kontraindiziert bei der LWI

Zur Wirkungsintensivierung kann dem Wasser durchaus etwas Haushaltsessig als Gerbstoff oder auch ein Salbeiextrakt hinzugefügt werden, wie aus unterschiedlichen Erfahrungsberichten von Anwendern hervorgeht. Solche Beigaben gelten in der Regel als harmlos, ohne dass jedoch zwangsläufig von einem therapeutischen Mehrwert ausgegangen werden kann.

Selbst die Verabreichung von Botulinumtoxin über die Iontophorese zur Behebung von Phänomenen des Handschwitzens blieb in der Praxis nicht unversucht. Bei der klassischen Injektionstherapie mit diesem Nervengift lassen sich die

Hände mit jeweils zwei schmerzarmen «Pieksern» am Unterarm in der Nähe des Handgelenkes betäuben. Dadurch ist im Weiteren eine relativ schmerzlose Behandlung der Schweißhände mit Botox® möglich. Sollte diese Anästhesieform nicht gewünscht sein, steht die Botox®-Iontophorese alternativ zur Einschleusung des Botulinunmtoxins zu Verfügung. Pro Hand dauert diese Behandlung ca. 30 Minuten. Die Bildung von Handschweiß reduziert sich deutlich ab dem dritten Tag nach der Behandlung und hält ca. sechs Monate an.

Dieses Verfahren hat sich allerdings nicht durchgesetzt, da der Wirkstoff Botox® bekanntlich als sehr teuer gilt, Kassen diese Form der Therapie kaum erstatten und das Verfahren zudem nur temporäre Wirksamkeit zeigt.

9 Indikationen für die LWI

Der Begriff Indikation im medizinischen Sinne befasst sich mit der Frage, ob bei Vorliegen eines bestimmten Krankheitsbildes der Einsatz einer bestimmten medizinischen Behandlung angebracht ist. Im Zusammenhang mit der LWI bleibt somit die Frage, bei welchen Formen der Hyperhidrosis die Stromtherapie absolut, relativ oder gar nicht angebracht erscheint. Im letzteren Fall spricht man dann auch von einer Kontraindikation, da hier gesundheitliche Nachteile oder völlige Ineffizienzen im Anwendungsfall für Patienten zu erwarten sind. Der Aspekt der Kontraindikation der LWI wird im Abschnitt über die Darstellung von Nebenwirkungen umfassender erläutert.

Eine Indikation gilt als absolut, wenn die therapeutische Maßnahme die einzig in Frage kommende und alternativlose Option zur Behandlung einer bestimmten Erkrankung oder eines Krankheitssymptoms darstellt.
Relativ hingehen ist eine Indikation immer dann, wenn die therapeutische Maßnahme bei einem entsprechenden Krankheitsbild für einen Patienten vorteilhaft und erfolgversprechend aber nicht unbedingt zwingend notwendig erscheint. Hier existieren durchaus Behandlungsalternativen, die im Ergebnis gleich oder geringfügig weniger effektiv sein können oder aber mit geringeren Belastungen oder Nebeneffekten aufwarten.

Wie bereits aufgezeigt kann eine Einteilung des Schwitzens nach Ursache und Lokalisation vorgenommen werden. Um die optimale Behandlungsmethode zu finden, gilt es zu unterscheiden, ob es sich beim übermäßigen krankhaften Schwitzen um eine primäre oder aber um eine sekundäre Hyperhidrosis handelt. Für die Abgrenzung dieser häufigen Erscheinungsformen des Schwitzens ist eine gezielte Anamnese des Betroffenen unerlässlich.

In der Literatur wird zur Behandlung einer Hyperhidrosis übereinstimmend die Therapie nach Stufenplan empfohlen.

Dem Indikationsfeld der LWI zugehörig sind folglich die idiopathische Hyperhidrosis der Handflächen und Fußsohlen (palmoplantare Hyperhidrosis) aber auch der Achselhöhlen. Dabei soll ein mittlerer bis höherer Schweregrad der Hyperhidrosis vorliegen.

In der Abbildung 5 werden die unterschiedlichen Ausprägungs- und Schweregrade einer palmoplantaren Hyperhidrosis, somit einer primären Hyperhidrosis an den Händen und/oder Füßen aufgezeigt, die korrespondierend mit den Richtlinien der Deutschen Dermatologischen Gesellschaft den Einsatz einer LWI als therapeutisches Verfahren rechtfertigen.

LWI bei Indikation lokaler Hyperhidrosen

Neben der sicheren Indikation der Stromtherapie bei primärer Hyperhidrosis an Händen und Füßen ist die LWI bedingt auch bei Vorliegen einer axillaren Hyperhidrosis indiziert. Hier jedoch ist die Indikation in der Praxis eher eingeschränkt aufgrund der technischen Gegebenheiten der Geräte und Applikatoren. Gleiches gilt auch für andere Anwendungsbereiche wie Gesicht/Kopf oder Rumpf/Rücken.

Erwähnt seien in diesem Zusammenhang auch Indikationen der LWI, die über die Behandlung des Schwitzens hinaus bestehen. So wird die LWI zudem erfolgreich in der Therapie von Ekzemen oder der Schuppenflechte (Psiorias) eingesetzt.

Im Therapieverfahren oder bei Diagnose einer Hyperhidrosis ist eine fundierte ärztliche Analyse und Begutachtung des krankhaften Schwitzens oftmals ausreichend. Der erfahrene und in der Differentialdiagnostik geschulte Behandler weiß um den Erfolg, Misserfolg und die Wirkung einer Behandlung. Darüber hinaus existieren auch objektive Messverfahren zur Bestimmung der Schweißmenge und somit zur Klärung der Frage, ob eine pathologische Schwitzkrankheit vorliegend ist. Nicht selten werden diese Verfahren auf Weisungen und Anraten der Krankenkassen in Bezug auf Kostenklärungsfragen als notwendiges Diagnosekriterium für Betroffene zur Bedingung gemacht.

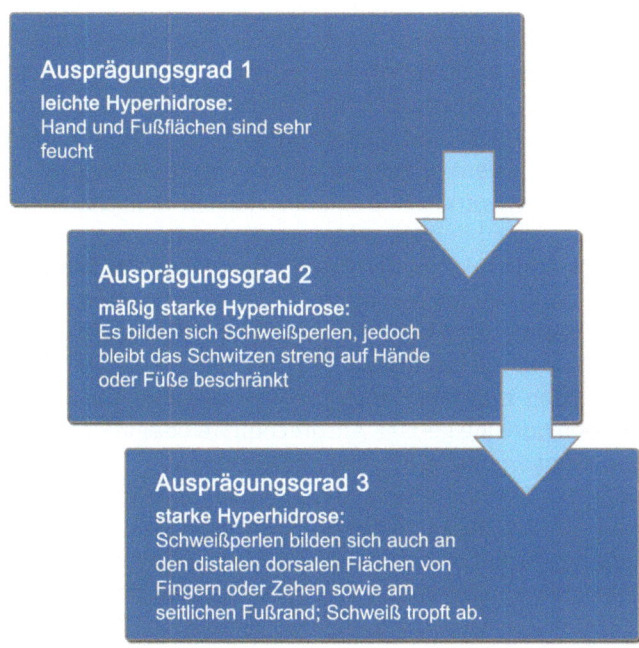

*Abbildung 5: Semiquantitative Einteilung der Hyperhidrosis am Aus-
maß der Schweißbildung an Händen und Füßen in drei Schweregraden*

Die therapeutische Strategie zur Behandlung einer Hyperhidrosis richtet sich grundsätzlich nach ihrer Pathogenese.
Dem in der medizinischen Literatur empfohlenen und eta-
blierten Algorithmus folgend steht bei der Behandlung palmoplantarer wie auch axillarer Hyperhidrosen primären Ur-
sprungs zunächst die Therapie mit topischen Wirkstoffen in
der engeren Wahl. Vordergründig kommen hier Aluminiumsalze zur externen Anwendung, die in vielen frei verkäufli-
chen kosmetischen Antitranspiranten erhältlich sind. Generell eignet sich die externe Therapie nur bei Vorliegen einer
fokalen Hyperhidrosis, korrespondierend somit zum Indikationsspektrum der LWI.

Neben diesen kosmetischen Fertig-Antitranspiranten, die über eine relativ geringe Konzentration an Aluminiumsalzen verfügen, gibt es zur Behandlung lokaler Schwitzphänomene auch als verschreibungspflichtige Arzneimittel geltende Apothekenmischungen auf Aluminiumbasis. Aluminiumchlorid kann in den eigens angefertigten Arzneimitteln bis zu einer 30%igen Konzentration enthalten sein. Wirkungsphysiologisch geht man bei dieser externen Therapie von einer Verstopfung (Obstruktion) der Ausführungsgänge der Schweißdrüsen aus, die letztendlich zur Schweißhemmung führt. Über einen bestimmten Zeitraum werden die Ausgänge der Schweißkanäle verschlossen.

Nicht selten zeigt aber auch die Therapie mit Aluminiumchloriden nur eine geringe Ansprechquote oder aber die Nebenwirkungen sind individuell intolerabel.

In jüngster Zeit ist die Behandlung mit Aluminiumsalzen aufgrund vieldiskutierter Nebenwirkungen in den Fokus der Medien gerückt.

AlCl3 steht im Verdacht schwere Krankheiten zu begünstigen

Neben den herkömmlichen Nebenwirkungen der Therapie mit Metallsalzen wie Brennen, Juckreiz oder Hautirritationen steht der Wirkstoff Aluminium zunehmend im Verdacht gravierende Krankheiten zu begünstigen. Die gesundheitliche Unbedenklichkeit von Aluminium aus Antitranspiranten wird immer wieder kritisch hinterfragt. Dies gilt insbesondere im Hinblick auf eine mögliche Beteiligung an der Entwicklung der Alzheimer-Krankheit und der Entstehung von Brustkrebs. Ein kausaler Zusammenhang zwischen der erhöhten Aluminiumaufnahme durch Antitranspirante und Alzheimer oder Brustkrebs konnte trotz einer Reihe entsprechender Studien aufgrund der inkonsistenten Datenlage wissenschaftlich bisher nicht belegt werden.

Aus Sicht des Bundesinstituts für Risikobewertung (BfR) besteht vor allem Forschungsbedarf hinsichtlich der tatsächlichen Aufnahmemenge von Aluminium über die Haut. Außerdem fehlen dem BfR Daten für eine Risikobewertung von Aluminium nach langfristiger dermaler Exposition. Erst mit solchen Informationen kann eine abschließende gesundheit-

liche Risikobewertung zu aluminiumhaltigen Antitranspiranten und weiteren aluminiumhaltigen Kosmetika vorgenommen werden.

***

Empfohlen wird bei Therapie der Hyperhidrosis ein stufen-
weises Vorgehen mit dem Ziel, zunächst nebenwirkungsarme lokale Therapien auszuschöpfen.

Hyper-hidrosis	1. Wahl	2. Wahl	3. Wahl	4. Wahl
palmaris	$AlCl_3$	LWI	Botox©A	ETS
plantaris	$AlCl_3$	LWI	Botox©A	LETS
axillaris	$AlCl_3$	Botox©A	LWI	SKSK, ETS

Tabelle 2: Therapie lokaler Hyperhidrosisformen

AlCl3:	Aluminiumchlorid
Botox© A:	Botulinumtoxin A
LWI:	Leitungswasser-Iontophorese
ETS:	endoskopische transthorakale Sympathekto-mie
LETS:	lumbale endoskopische transthorakale Sympathektomie
SKSK:	subkutane Saugkürretage

Mittlerweile scheint die LWI bei fokalen Hyperhidrosen selbst gegenüber der Applikation mit Aluminiumchlorid an Vorsprung gewonnen zu haben. Nicht zuletzt die unbestätigten Gerüchte über den Wirkstoff Aluminium lassen die physikalische Therapie LWI zunehmend zur Therapie 1. Wahl im Behandlungsplan werden.

10 Kontraindikationen

Auch bei der Anwendung der eigentlich als relativ nebenwirkungsarm und ungefährlich beschriebenen LWI gilt es einige Faktoren zu berücksichtigen, die gegen den Einsatz dieses Verfahrens sprechen.

Bei Vorliegen bestimmter Zustände, Krankheiten oder anderer Faktoren ist von einer Kontraindikation der LWI auszugehen. Sollte diese ignoriert werden, so kann dies für den Anwender in Einzelfällen negative gesundheitliche Folgen oder sogar Gesundheitsschäden nach sich ziehen. Allgemeine wie auch spezielle Kontraindikationen der LWI lassen sich in absolute und relative Gegenanzeigen differenzieren.

10.1 Absolute Kontraindikationen

Bei der absoluten Kontraindikation muss auf die Therapie der Iontophorese gänzlich verzichtet werden, da Anwender schwere gesundheitliche Beeinträchtigungen zu befürchten hätten.

Patienten mit einem implantierten elektronischen Gerät, wie etwa einem Herzschrittmacher (ICD-implantierten Cardiodefibrillator), sind von der Behandlung strikt auszuschließen. Generell gilt die LWI bei Herzbeschwerden sowie bei Vorliegen einer Epilepsie als kontraindiziert.

Aufgrund fehlender wissenschaftlicher Erkenntnis ist zudem im Zustand einer Schwangerschaft dringend von der Iontophorese abzuraten. Bei Bekanntwerden einer Schwangerschaft ist die bereits begonnene Therapie insofern umgehend abzusetzen. Im Zustand der Schwangerschaft oder bei Bekanntwerden einer Schwangerschaft während einer laufenden LWI-Therapie muss zwingend mit dem Arzt Rücksprache genommen werden

Eine lokal absolute Kontraindikation ergibt sich auch bei Endoprothesen, die dauerhaft im Körper verbleiben. Abhängig ist diese Kontraindikation von der jeweiligen Lokalisation der Prothesen. Werden diese vom Stromfluss des spezifischen Therapieablaufes nicht erfasst, kann eine Behandlung durchaus durchgeführt werden. So kann etwa bei Vorhandensein

Metallimplantate als absolute Kontraindikation

eines künstlichen Hüftgelenkes eine LWI-Therapie der Hände praktiziert werden. Die Behandlung der Füße wäre hingegen kontraindiziert. Im Zweifelsfall sollte mit dem Hersteller oder einem Mediziner Rücksprache gehalten werden.

Auch Metallimplantate im Bereich des Stromflusses, etwa an Armen oder Beinen, gehören zur absoluten Kontraindikation. Gleiches gilt zudem bei Frauen, die zur Empfängnisverhütung eine Spirale (Intrauterin-Pessaren) in die Gebärmutter eingesetzt bekommen haben. Diese verbietet bei Metallhaltigkeit (meist Kupfer) den Einsatz der Stromtherapie speziell an den Füßen. Sollte die Spirale durchgängig von Kunststoff, Silikon o.ä. ummantelt sein, ist das Metall isoliert und die Therapie darf dann durchgeführt werden.

Große, wenn auch nur vorübergehende Hautdefekte in Form von Abschürfungen oder Wunden, die nicht mit Vaseline oder isolierenden Pflastern/Folien abzudecken sind, dürfen ebenfalls nicht mit den stromführenden Elektroden in Kontakt kommen.

Betroffene mit malignen Tumoren, Thrombosen oder mit stark eingeschränkter oder fehlender Sensibilität an den Händen und Füßen oder anderen Hautarealen im Behandlungsbereich (z.B. Polyneuropathien) sollten die Leitungswasser-Iontophorese im Therapieprozess ebenfalls außen vorlassen.

10.2 Relative Kontraindikationen

Bei einer relativen Kontraindikation der LWI sollte ein Arzt die Stromtherapie hinsichtlich des Nutzen-Risiko-Verhältnisses abwägen. Die Therapie kann bei Vorliegen bestimmter Zustände durchgeführt werden, zu befürchtende Nebenwirkungen sind im Behandlungskonzept aber entsprechend zu würdigen.

Metallimplantate sind wie vorgenannt eigentlich absolut kontraindiziert. Befinden sich diese aber nicht im direkten Stromfluss handelt es sich um eine relative Kontraindikation. Die Gefahr einer Beeinflussung des Metallimplantats ist dann eher gering und sollte ärztlich abgeklärt werden.

Relative Gegenanzeigen sind z.B. ein akuter Schub einer Hand- und Fußdermatitis, somit einem Entzündungsprozess der Hautbereiche. Bei Ekzemen im Achselbereich oder axillaren Infektionserkrankungen, die gleichzeitig eine Anwendung von Aluminiumchlorid-Externa erforderlich machen oder aber auch im Falle von Allergien in Form einer starken Sensibilisierung gegen Nickel, Chrom oder Kobalt sollte ebenfalls eine genaue Einsatzabwägung erfolgen.

Zur Behandlung von Kindern empfiehlt sich grundsätzlich die gepulste Gleichstromtherapie. Generell ist Voraussetzung, dass Kinder die Therapieanweisungen verstehen und befolgen können. Ein Beginn der LWI-Behandlung vor dem 6. Lebensjahr ist daher meist nicht sinnvoll. Die Behandlung bei Kindern hat zwangsläufig unter Aufsicht zu erfolgen.

11 Wirkmechanismus der LWI

Der Wirkungsmechanismus der LWI ist bis heute noch immer nicht hinreichend geklärt. In Literatur und Forschung existieren verschiedene Erklärungsansätze und Hypothesen. Man geht davon aus, dass durch die Interaktion zwischen dem Gleichstrom, dem pH-Wert und der Ionisierung im Wasser möglicherweise eine Unterbrechung der Schweißdrüsenfunktion oder ein temporärer Verschluss der Schweißdrüsenausführungsgänge erfolgt. So wird neben einer postsynaptischen Störung des sekretorischen Epithels im Sinne der Störung der Stimulus-Sekretions-Kopplung auch eine Häufung von Wasserstoffionen im Ausführungsgang und im sekretorischen Teil mit Veränderungen durch den absinkenden pH-Wert als ursächlich für eine Wirkfunktion beschrieben. Hierdurch kann die höhere Effizienz der LWI an der Anode erklärt werden, wo ein wesentlich niedrigerer pH-Wert als an der Kathode festgestellt werden kann.

Verschiedene Theorien zur Wirksamkeit der LWI

Für die Reaktion könnte auch eine Schädigung im Bereich der Hornschicht mit einer überschießenden Verhornung (als Verhornung oder Keratinisierung bezeichnet man den Vorgang der schrittweisen Umwandlung von lebenden Epithelzellen in totes Hornmaterial) verantwortlich sein. Der Ausführungsgang wird dieser Theorie zufolge mit einem Pfropfen verschlossen, der als funktionelle Schranke den Austritt von Schweiß an die Hautoberfläche vorübergehend unterbindet. Ein analoger Wirkeffekt zeigt sich bei der externen Behandlung betroffener Hautareale mit Antitranspiranten auf Basis von Aluminiumchlorid. Auch hier kommt es zum Verschluss der Drüsenausführungsgänge.

Überwiegend existiert in der Literatur die Hypothese, dass die durch die Iontophorese erreichte Normhidrosis nicht als Folge struktureller Defekte anzusehen ist. So wurden keinerlei morphologische Veränderungen in behandelten Hautbereichen festgestellt.
Theorien gehen eher davon aus, dass es sich bei dem zur Schweißreduktion führenden Mechanismus um eine tempo-

räre funktionelle Störung der Schweißdrüsenaktivität handelt. Dies wurde experimentell dadurch bekräftigt, dass Probanden nach einer Stromtherapie nur schwer mit pharmakologischen Mitteln zur Sekretion stimuliert werden konnten.

Näher betrachtet kommt bei der LWI ein galvanischer Strom (Gleichstrom) zur Anwendung, wodurch sich auch der Begriff »Elektrogalvanisches Bad» erklärt. Diese Stromform zeigt keinerlei Frequenzen und ist durch die Eigenschaft eines linear in eine Richtung verlaufenden Stromflusses gekennzeichnet.

Gleichstrom bedeutet, der Strom fließt immer in eine Richtung, somit vom Plus-Pol, der Anode, hin zum Minus-Pol, der Kathode. Im Gegensatz zum Wechselstrom, der ständig seine Stromrichtung ändert, fließt Gleichstrom also konstant und schwingungslos, eine Frequenz ist somit nicht messbar.

Letztlich erklärt sich durch diese Tatsache, dass die im Wasser gelösten Ionen, z. B. Ca+, MG+, Na+, Cl- usw., während des Strombades in die Haut eingeschleust werden. Dort nehmen sie Einfluss auf die Membranpotenziale der Zellen. In den Zellen herrschen unterschiedliche Ladungszustände, wobei die Zellmembran an ihrer Außenseite positiv und an der Innenseite negativ geladen ist. Durch die Änderung der Ladung werden entsprechende biochemische Aktionen in der Zelle gesteuert, was die Schweißsekretion reduziert. Dem galvanischen Strom wird zugesprochen, dass er leicht desensibilisierend wirkt und damit auf die überreizten Schweißdrüsen harmonisierenden Einfluss hat.

Auf der Suche nach großangelegten Studien zur Wirksamkeit der LWI wird man kaum fündig, da dieses Verfahren und ihre Wirksamkeit nur in wenigen kleineren kontrollierten Studien untersucht wurde.
In Relation zu Vergleichen mit Placebo fanden sich in den wenigen Studien deutlich bessere Ergebnisse. In verschiedenen

unkontrollierten Studien wurde sogar von Wirksamkeiten der LWI von 80 - 100 % berichtet.

11.1 Hautwiderstand und -leitwert

Das Maß für die elektrische Leitfähigkeit der Haut ist der sogenannte Hautwiderstand, im engeren Sinne die Eigenschaft der Haut, schwachen elektrischen Strömen einen Widerstand entgegenzusetzen. Kehrwert des Hautwiderstandes ist der Hautleitwert. Der Hautwiderstand ist Bestandteil des Körperwiderstandes.

Die Hautleitfähigkeit wird in erster Linie von der Aktivität der Schweißdrüsen beeinflusst. Schweiß beinhaltet NaCl und ist daher besonders leitfähig. Die Leitfähigkeit ist dort am größten, wo die meisten Schweißdrüsen lokalisiert sind und dies ist bekanntermaßen an Hand - und Fußflächen sowie im Achselbereich. Die Schweißsekretion wird durch das vegetative Nervensystem gesteuert und ist somit bewusst nicht beeinflussbar. Wird Schweiß produziert, steigert dies die Fähigkeit der Haut, als Stromleiter zu fungieren, und somit steigt damit auch der Hautleitwert an.

Genau hier kann der Mechanismus der Iontophorese ansetzen. Gerade in der Initialphase der Behandlung ist je nach Ausprägungsgrad der Hyperhidrosis der Leitwert üblicherweise hoch und nimmt im Zuge der Therapie ab. Im Idealfall ist bei Übergang von der Initialphase zur Erhaltungsphase eine befriedigende Trockenheit der betroffenen Hautzonen eingetreten.
Zu diesem Zeitpunkt und mit Eintritt der Normhidrosis nimmt aber auch der Hautwiderstand zu und reziprok der Leitwert ab. Dies hat zur Folge, dass bei der Erhaltungstherapie eine höhere Spannung erforderlich wird, um den therapeutischen Effekt zu stabilisieren.

Kurzum: Mit zunehmendem Therapieerfolg der Iontophorese steigt der Hautwiderstand und sinkt die Leitfähigkeit der Haut. Entsprechende Anforderungen sind aus diesem

Grunde auch an die technische Ausstattung der Iontophoresegeräte gerichtet. Der Stromfluss muss aus diesem
Grunde auch mit einer Wirksamkeit versprechenden hohen
Spannung möglich sein. Nur dann ist auch eine effektive Erhaltungstherapie sichergestellt.

Billige Apparaturen mit niedrigem Spannungsreservoir werden diesen Ansprüchen nicht gerecht, mit der Folge, dass
man nicht selten doppelt zahlt und gewünschte Therapiere-
sultate ausbleiben.

12 Keine Wirkung ohne Nebenwirkung

Vorangestellt wurde die LWI bereits mehrfach als relativ nebenwirkungsfreies konservatives Verfahren ohne zu erwartende Gesundheitsschäden beschrieben. Dennoch soll an dieser Stelle aufgezeigt werden, dass es durchaus im Anwendungsfall zu Überempfindlichkeitsreaktionen kommen kann. Viele Anwender stellen daher die berechtigte Frage, ob eine Behandlung mit Strom gefährlich sein kann, denn die Einwirkung von Strom auf den menschlichen Organismus ist ja ursprünglich mit Assoziationen wie Schmerz und Verbrennung verbunden.

Nicht zuletzt der gewählte Titel des Buches «Strom gegen Schwitzen» könnte durchaus diese negativen Vorstellungen fördern, denn mit Strom wird häufig auch Gefahr und Risiko in Verbindung gebracht. Zu eindringlich und schmerzhaft sind negative Erlebnisse im Umgang mit Strom aus der Vergangenheit, denn nahezu Jedermann wird wohl einmal einen Stromstoß erfahren haben und sei es nur in der Kindheit durch das Berühren eines elektrisch gesicherten Weidezaunes.

Das aber Nebenwirkungen durchaus auch einen Stellenwert in der Medizin einnehmen verdeutlicht ein Zitat des deutschen Pharmakologen Gustav Kuschinsky (1904–1992), dass durchaus auch für erweiterte therapeutische Anwendungen und nicht nur medikamentös substantielle Therapie Gültigkeit besitzt:

«Wenn behauptet wird, dass eine Substanz keine Nebenwirkung zeigt, so besteht oftmals der Verdacht, dass sie auch keine Hauptwirkung hat.»

Nebenwirkungen sind in der Medizin gegenüber der beabsichtigten Hauptwirkung eines Arzneimittels oder einer medizinischen Anwendung auftretende Wirkungen. Synonym wird im allgemeinen Sprachgebrauch der Begriff unerwünschte Arzneimittelwirkung (UAW) verwendet. Bekannt

sind natürlich die Beipackzettel von Arzneimitteln, in denen auf die Nebenwirkungen explizit hingewiesen wird mit dem in der Werbung bekannten Leitspruch: «Zu Risiken und Nebenwirkungen fragen Sie Ihren Arzt oder Apotheker.»
Nach der rein normativen Definition des Arzneimittelgesetzes sind Nebenwirkungen die beim bestimmungsgemäßen Gebrauch eines Arzneimittels auftretenden schädlichen unbeabsichtigten Reaktionen.
Je nach Intensität der Erkrankung, und die dürfte bei einer mittelschweren bis schweren Hyperhidrosis hoch sein, sollten Arzt und Patient gemeinsam abwägen, ob sich das Risiko auftretender Nebenwirkungen mit dem Nutzen der Anwendung aufwiegen lässt.

Die Leitungswasser-Iontophorese bei Indikation Hyperhidrosis erfolgt bekanntlich über das Trägermedium Wasser. Anders verhält es sich bei einer Medikamenten-Iontophorese, wo tatsächlich Wirkstoffe durch die Haut in den menschlichen Organismus transportiert werden. Dass in letzterem Fall die Wahrscheinlichkeit auftretender Nebenwirkungen, abhängig vom zu transportierenden Wirkstoff, deutlich höher sein dürfte, ergibt sich allein schon aus dem Transmitterstoff.
Die bloße LWI ohne jegliche Medikamentenzugabe ist demzufolge tatsächlich nahezu nebenwirkungsfrei. Die einzigen Störungen und auch Kontraindikationen der Anwendung ergeben sich hier aus körperlichen Missempfindungen und dezenten Hautirritationen durch den Stromfluss.

Während der Anwendung von kontinuierlichem Gleichstrom können, abhängig von der Stromstärke, stechende, brennende oder kribbelnde Missempfindungen an den stromdurchflossenen Hautarealen auftreten. Sehr vereinzelt haben Anwender auch von auftretenden Muskelbeschwerden berichtet.

Wie vorangehend bereits beschrieben galt zu früheren Zeiten ein leichter Stromschlag, der als sogenannter «Weidezauneffekt» beschrieben wurde, als eine der häufigsten

Nebenwirkungen der LWI-Therapie. Heutzutage und mit Einführung neuester und innovativster Steuerungsgeräte tritt dieses negative Phänomen selbst bei unsachgemäßer Handhabung der Therapiegeräte nicht mehr auf. Einzig bei der Verwendung alter und technisch längst überholter LWI-Geräte kann diese Missempfindung noch vorkommen. Bei der Verwendung von gepulstem Gleichstrom hingegen treten diese Erscheinungen äußerst selten und wenn überhaupt mit weniger Missempfindungen auf.

Nach einer LWI-Behandlung können entlang der Wasserlinie an der behandelten Hautfläche Erytheme und gelegentlich flüchtige Quaddeln und Vesikel auftreten. Erytheme sind entzündungsbedingte Hautrötungen infolge Mehrdurchblutung durch Gefäßerweiterung. Meist verschwinden Rötungen nach kurzer Zeit von selbst. Das Erythem ist meist das sichtbarste Zeichen einer Entzündung und beschreibt oft einen kleinen Bereich, einen Hof rund um den Ort der Reizauslösung.
Zur Entspannung der Haut können Lotionen oder ähnliche Hautpflegeprodukte nach der Therapie aufgetragen werden. Die LWI-Therapie sollte nicht durchgeführt werden, wenn ein Fettfilm auf der Haut haftet. Zu behandelnde Körperstellen sollten daher vor der Anwendung gründlich gewaschen und gegebenenfalls sogar entfettet werden.

Vesikel werden in der Dermatologie als Bläschen unter der Hornhaut, in oder unter der Dermis liegend beschrieben. Vesikel sind häufig mit einer wasserhellen oder milchigen Flüssigkeit gefüllt.

Diese beschriebenen Hautveränderungen sind reversibel und werden nur kurzeitig von Patienten als störend empfunden, sollten sie überhaupt im Therapiegeschehen auftreten. Zu hohe Stromstärken oder nur geringe Behandlungspausen können derart individuelle Reizzustände erhöhen. Selbst Verbrennungen oder auch Verätzungen können eine seltene Begleiterscheinung der LWI sein.

13 Vorsicht bei Kombinationstherapien

Viele Betroffene verwenden zur Behandlung übermäßigen Schwitzens Antitranspirante auf Metallsalzbasis. Diese externe Behandlung galt lange Zeit als nebenwirkungsarm und stand im Ranking des klassischen Therapieplans, wie weiter oben bereits tabellarisch aufgezeigt, bei Diagnose einer lokalen Hyperhidrosis an vorderster Stelle.

Aber auch diese Primärtherapie führt in Einzelfällen nicht unbedingt zum gewünschten Erfolg einer Schweißremission. Darüber hinaus kann auch diese Therapie durchaus mit individuellen Nebenwirkungen einhergehen, die eine Behandlungsfortsetzung erschweren. Stellt sich kein befriedigender Behandlungserfolg ein, so kann zur Erhöhung der Effektivität in Kombination therapiert werden. Meist wird hierbei auf die bisherige Therapie aufgesattelt, etwa durch die Medikamenteneinnahme in Form von Anticholinergika oder die Kombination LWI und Antitranspirant.

Gerade die Kombinationstherapie ist es aber, die wohl überlegt sein sollte, da sie nicht selten in ihr Gegenteil umschlägt und unerwünschte Wechselwirkungen hervorruft.

Bei der LWI handelt es sich bekanntlich um eine Spezifikation der Wirkstoff-Iontophorese, da ausschließlich über das Medium Wasser therapiert und keine Medikamente in den Organismus transportiert werden sollen.

Bei der klassischen Anwendung von Antitranspiranten vor einer Iontophorese-Therapie bestehen Gefahren, über die man nicht einfach hinwegsehen sollte.

Wurden vor der LWI-Therapie Aluminiumchloride auf die zu behandelnden Körperzonen aufgetragen, so kann es zu unerwünschten Prozessen kommen. Die Metallteilchen des Antitranspirants diffundieren in die Schweißdrüsenausführungsgänge, wo sie aufgespalten werden und einen Pfropf entstehen lassen, der den Schweißfluss über die Ausführungsgänge in Richtung Hautoberfläche unterdrückt. Therapiert man nun die zuvor mit Aluminiumchlorid behandelten

Schweißareale über eine LWI, so können diese Metallteilchen durch den strombedingten Transportprozess in das menschliche Gewebe diffundieren. Ob diese Metallsalze im Körper dann Nebenwirkungen oder sogar Krankheiten verursachen können ist die bislang nicht erforschte aber durchaus ernst zu nehmende Frage (s. Kapitel 9).

Der Vorteil der externen Anwendung mit Metallsalzen besteht ursprünglich ja darin, dass die Metallstoffe eigentlich nur oberflächlich in die Ausführungsgänge der Drüsen gelangen und eben nicht tiefgründig ins Gewebe vordringen. Auf diesen eigentlichen Vorteil der externen Therapie mit einem Antitranspirant weisen auch die Hersteller immer wieder bei Fragen zu möglichen Nebenwirkungen hin. Genau dieser Negativeffekt tritt jedoch ein, wenn diese externe Behandlung mit der LWI kombiniert wird. Es kann, je nach elektrischer Ladung, eine Wanderung des Wirkstoffes eintreten. Das gelöste Aluminium kann auf diesem Wege tiefer in den Körper gelangen.

Durch aufgezeigte Gefahren der Kombinationstherapie erübrigt sich insofern auch die weiter oben bereits diskutierte Problemstellung, ob man bei der LWI ein Aluminiumpräparat in das Behandlungswasser beigeben sollte. Neben der bereits erwähnten Gefahr des Eindringens dieses Stoffes in den Organismus existieren zudem wissenschaftliche Untersuchungen, die belegen, dass es in einem solchen Anwendungsfall zu keiner Effektivitätssteigerung der Behandlung kommt.

14 LWI in praktischer Anwendung

Bei der LWI wird im Therapieprozess ein Behandlungsstrom über das Medium Wasser durch die betroffenen Körperzonen geleitet. Je nach Indikation können dies die Hände, Füße, Achseln oder sogar ganz spezielle Körperzonen sein. Dieser Stromfluss wird durch das Wasserbad oder im Falle der Behandlung von Gesicht oder Achseln über andere Trägermedien wie Schwämme oder Masken gewährleistet und führt im Ergebnis zu einer Reduzierung der Schweißsekretion an den stromumgebenden Hautregionen.

Wie bereits im Zusammenhang mit der Wirksamkeit der LWI erörtert ist der Therapieeffekt zwar in zahlreichen medizinischen Studien nachgewiesen, jedoch ist die Wirkweise wissenschaftlich noch nicht eindeutig erklärbar. Die Medizinwissenschaftler gehen davon aus, dass die synaptischen Übergänge der Schweißdrüsennerven durch den Stromfluss derart irritiert werden, dass die Schweißdrüse nicht mehr angeregt wird, Schweiß abzusondern. Dies bedeutet, dass die Schweißdrüse selbst nicht beeinflusst wird, sondern nur die nervöse «Zuleitung». Hierin ist auch der Grund zu sehen, warum sich nach Absetzen der Therapie der Ursprungszustand relativ schnell wiedereinstellt!

Die LWI garantiert eine hohe Wirksamkeit bei relativ einfacher Handhabung. Voraussetzung hierfür ist aber zu Beginn einer jeden Therapiesession die Berücksichtigung grundsätzlicher Erfordernisse, die mit zunehmender Dauer und Anwendungssicherheit schnell zur Gewohnheit werden sollten.

Um Unannehmlichkeiten oder sogar körperlichen Schäden vorzubeugen sind die bereits aufgeführten Kontraindikationen der LWI zu berücksichtigen. Liegen absolute Kontraindikationen vor, darf die LWI auf keinen Fall angewendet werden. Jeglicher Schmuck an den zu behandelnden Körperarealen oder Extremitäten ist vor Therapiebeginn zwingend abzulegen, um unnötige Hautirritationen oder sogar leichte Verbrennungen bereits von vornherein zu unterbinden.

Die stromführenden Elektroden in den Behandlungsschalen sind mit Handtüchern oder Gittern abzudecken, um einen direkten Metallkontakt mit der Haut zu vermeiden. Das Iontophoresegerät wird je nach Anwendungsart auf einen ebenen, festen Untergrund platziert. Im Falle der Behandlung der Hände können die Eintauchwannen auf einem Tisch aufgebaut werden, eine Fußbehandlung erfolgt selbsterklärend durch Abstellen der Wannen auf dem ebenen Boden und Eintauchen der Füße in die Schalen. An die spezifischen Behandlungsarten der Achseln, des Gesichts oder anderer Hautzonen sind besondere Anforderungen gerichtet, die es je nach Vorgabe der Gerätehersteller zu berücksichtigen gilt.

Die Behandlung sollte grundsätzlich in geschlossenen Räumen erfolgen und die Temperatur des Therapiegerätes sollte mit der Raumtemperatur korrespondieren. Die Stromversorgung ist zu gewährleisten, in unmittelbarer Griffnähe sollte daher eine Steckdose vorhanden sein.

Reinigung der Elektroden zum Effektivitätserhalt

Das Gerät sollte vor jeder Behandlungssitzung vollkommen gereinigt sein. Dies gilt insbesondere für die Elektroden, denn an diesen kann sich bei unsachgemäßer oder mangelnder Reinigung schnell Kalk ablagern. Nach jeder Anwendung ist das Gerät gemäß den Bestimmungen des jeweiligen Herstellers zu säubern, um somit eine hohe Effektivität der Therapie und eine langwierige Lebensdauer der Apparatur sicherzustellen.

Wasserstandhöhe beachten

In die Behandlungswannen ist sodann lauwarmes Wasser einzufüllen und die zu behandelnden Extremitäten wie Hände und/oder Füße sollten lediglich bis zum Hand- und/oder Fußrücken mit Wasser bedeckt sein. Füße und/oder Hände sind auf die Handtücher abzulegen, unter diesen wiederum befinden sich die Elektroden.

Die LWI kann sowohl in Ein- wie auch Mehrzellenbädern durchgeführt werden. Beim Zweizellen-Bad werden zum Beispiel beide Behälter mit gewöhnlichem Leitungswasser gefüllt. Die Elektroden werden anschließend eingetaucht und

sind mit dem Steuergerät verbunden, welches den Stromfluss regelt. Wenn nun Hände und Füße in das Bad eingetaucht werden, fließt bei eingeschaltetem Gerät Strom durch
den Körper. Vor der Behandlung sollten die entsprechenden
Hautpartien fettfrei gemacht werden (Waschen mit einfacher Seife genügt). Bei einer starken Verhornung kann ein
Wechsel der Polarität erforderlich sein.

Bei der Spezialbehandlung der Achseln sind die Schwämme
mit lauwarmem Wasser zu durchnässen. In diesem Zusammenhang gilt zudem die Besonderheit, dass bei einer axillaren LWI-Therapie die Sitzung etwa nach der Hälfte unterbrochen werden sollte, um die Schwämme erneut zu durch-
feuchten. Auf diese Weise kann eine hohe Wirksamkeit auf-
rechterhalten werden. Prinzipiell hängt die Wirkung der Therapie nicht von der Stromrichtung ab. Allerdings ist die
Anode etwas stärker wirksam als die Kathode. Aus diesem
Grund sollte die Stromrichtung durchaus regelmäßig ge-
wechselt werden.

Bevor der Stromkreis geschlossen wird ist das Behandlungs-
gerät einzuschalten, damit der Therapiestromkreis mit Achseln, Händen oder Füßen geschlossen wird. In umgekehrter
Reihenfolge könnte trotz entsprechender Schutzschaltung
auch dies in seltenen Fällen zu einem gefahrlosen aber unangenehmen Stromschlag führen.
Ist der Stromkreis aufrecht und fließt der Strom während der
Anwendung, so sollten die zu behandelnden Extremitäten
wie Hände oder Füße sowie auch die Applikatoren im Achselbereich nicht aus den Wannen entnommen oder vorzeitig
entfernt werden. Vorangehend wurde bereits dargelegt,
dass bei den heute marktführenden Geräten kaum mehr
Probleme auftreten, da diese mit Schutzfunktionen zur Vermeidung leichter und ungefährlicher Stromschläge ausge-
stattet sind. Außer Acht gelassen werden sollte allerdings
nicht, dass noch immer einige ältere Geräte aus Verordnungen des gesetzlichen Krankenkassenpools zur Therapie ein-

gesetzt werden, die eben noch nicht über derartige technische Vorkehrungen verfügen. Insofern ist diese Verhaltensweise als reine Schutzvorkehr zu betrachten.

Die Behandlung kann jederzeit unterbrochen werden. Sollten während der Therapie punktförmige Schmerzreize auftreten, muss die Therapie unterbrochen und die schmerzenden Stellen sollten mit Vaseline abgedeckt werden. Erst im Anschluss sollte die Fortsetzung der Therapie erfolgen.

Die Grundeinstellungen des Gerätes sind gemäß der Bedienungs- und Handlungsanleitung des jeweiligen Produkteherstellers vorzunehmen. So sollte zu Beginn der ersten Behandlung auch ein individueller Strom-Grenzwert zur Therapie von Händen, Füßen oder Achseln bei fließendem Gleichstrom ermittelt werden. Im Regelfall sollte bei ärztlich begleiteter Therapie die Dosis gemäß ärztlicher Verordnung eingestellt werden. Später wird somit eine zu hohe Dosiseinstellung mit einhergehenden Störungen und Missempfindungen an den zu behandelnden Hautregionen vermieden.
Übertriebene Stromstärken führen in keiner Weise zu besseren Behandlungserfolgen, sie können ganz im Gegenteil Hautirritationen provozieren. Konstante Gleichstrom (GS)-Behandlungen sollten unterschwellig und pulsierende Gleichstrom (PS)-Behandlungen schwellig durchgeführt werden, wobei der Grundsatz gilt, dass der Strom leicht spürbar aber auf keinen Fall schmerzhaft sein darf.

Besonders bei der Nutzung von Pulsstrom ist auf eine entsprechende Vorbereitung hinzuweisen. Um Hautirritationen durch zu hohe Dosiseinstellungen bei der Therapie mit Pulsstrom zu vermeiden (Das «Fühlen» des Stromflusses ist fast vollständig unterbunden), empfiehlt es sich, einmalig vor der ersten Therapiesitzung die individuellen Grenzwerte für Hand-, Fuß- und Achselbehandlung mit Gleichstrom auszuloten. Die Stromstärke des Therapiestromes kann dem persönlichen Empfinden angepasst werden und ist auf Maximalwerte limitiert, so dass kein Sicherheitsrisiko entstehen kann.

Nach Abschluss der Behandlung, je nach individueller Zeit-
einstellung und Reduktion der Stromdosis auf Null, können
die behandelten Gliedmaßen aus den Wannen entnommen
werden oder die Spezial-Applikatoren etwa für Gesicht oder
Achseln entfernt werden.

Bei den meisten Geräten werden die entsprechenden Stell-
größen wie Stromdosis, geschlossener oder unterbrochener
Stromkreis und Zeitintervall digital angezeigt, so dass der Anwender von einem hohen Komfort und zusätzlicher Sicherheit profitiert. Er wird sozusagen begleitend durch den Therapieprozess geführt. Nach Beendigung der Therapie sollte
das Gerät dann wieder den Vorgaben entsprechend gereinigt
werden bis zur nächsten Therapiesession.

Der therapeutische Ablauf unterscheidet sich bei der gleichzeitigen Behandlung von Händen und Füßen bei Vorliegen einer palmoplantaren Hyperhidrosis von der Standardanwen-
dung der isolierten Hand- oder Fußtherapie. Hier wird empfohlen auf spezielles Herstellerzubehör zurückzugreifen,
etwa die Behandlung der Hände in Ergowannen bei gleich-
zeitiger Therapie der Füße in Kofferschalen (SET DUO). Die
Elektroden bei dieser dualen Behandlung werden miteinan-
der gekoppelt. In diesem Zusammenhang sei auch darauf
hingewiesen, dass diese Form der Simultanbehandlung nur
bei gleicher Voltzahl, Dauer und Stromart eine Effektivität
der Behandlung verspricht.

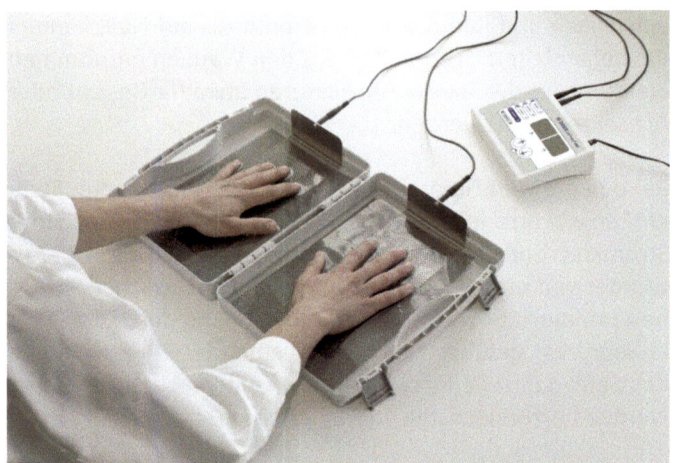

Abbildung 6: Zweizellenbad zur Behandlung der palmaren Hyperhidro-sis

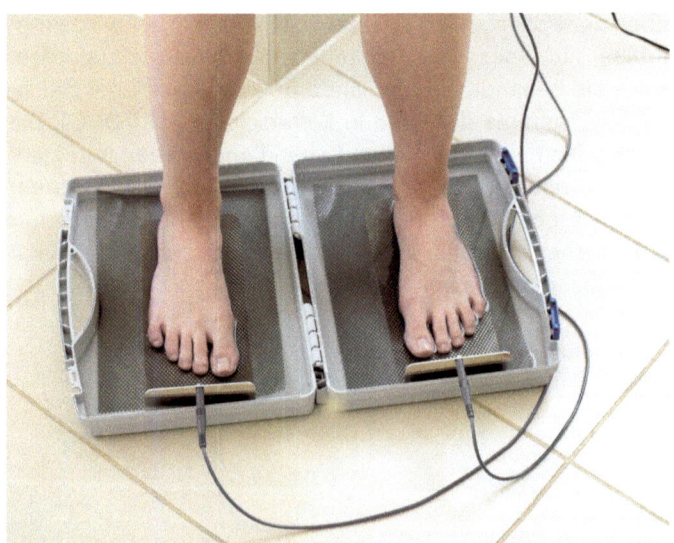

Abbildung 7: Behandlung der Füße in Kofferschalen (plantare Hyper-hidrosis)

15 Initialphase

Der Therapieplan der Hyperhidrosis mit der LWI unterteilt sich in eine Initialphase und eine Erhaltungsphase. Dauer und Übergang der Phasen sind hierbei abhängig vom Wirkungsgrad der Therapie. Bei Indikation Hyperhidrosis zeigt sich die therapeutische Wirksamkeit in der Initialphase daher mit Eintritt einer Reduktion der Schweißsekretion bis hin zum Zustand der Normhidrosis, somit eines für den Betroffenen als normal empfundenen Schwitzniveaus. Die Effektivität und der therapeutische Wirkungsgrad der LWI lassen sich darüber hinaus in der klinischen Praxis mit den bekannten Messverfahren belegen.

Klinischen Empfehlungen folgend soll bei der Initialphase die Behandlung im Idealfall täglich oder mindestens gleichmäßig drei- bis fünfmal wöchentlich erfolgen. Diese Anfangsphase muss nicht unbedingt in einer Klinik oder Praxis unter ärztlicher Aufsicht durchgeführt werden. Mittlerweile kann auch die Initialphase bequem vom Patienten zu Hause in der gewohnten Umgebung durchgeführt werden. Ermöglicht wurde dies durch die ständige Weiterentwicklung und Optimierung der medizintechnischen Geräte. Der wesentliche Vorteil der Heimtherapie ist darin zu sehen, dass man sich Fahrten und Verweildauern in Kliniken oder Praxen sparen kann.

Nebenwirkungen oder gesundheitliche Risiken konnten durch technische Neuerungen nahezu ausgeschlossen werden. Die Initialtherapie in Heimbehandlung sollte aber dennoch nur nach Absprache mit einem behandelnden/verordnenden Arzt erfolgen, da individuelle gesundheitliche Problemstellungen nur durch einen Mediziner aufgezeigt und abgeklärt werden können.

Ein wesentliches und nicht zu unterschätzendes Risiko bleibt jedoch die Frage der Therapiedisziplin, die im klinischen Rahmen sicher deutlich höher sein dürfte. Mit einer beharrli-

chen Anwendung und strengen Einhaltung der Thera-
piegrundsätze steht und fällt schließlich das Therapieziel und
dies umso mehr in der Initialphase der Therapie. Sollten die
Kosten der LWI-Therapie von einer Kasse getragen werden,
so kann die Durchführung der Initialphase in einer klinischen
Umgebung durchaus kassenseitig zur Auflage für eine Kostenübernahme gemacht werden.

In der durchschnittlich zehntägigen Initialtherapie stellt sich
der Erfolg der Behandlung oft nach anfänglich scheinbarer
Unwirksamkeit ganz plötzlich ein.
Während der Initialtherapie wird der Patient mit der Therapie und möglicherweise auftretenden Risiken vertraut gemacht. Nachfolgend erhält der Betroffene in der Regel ein
Heimgerät für den Übergang zur langfristigen Erhaltungstherapie.

Strompolung bei der LWI-Therapie

In der Initialphase sollte bei der Strompolung darauf geachtet werden, dass die dominante Hand bei Behandlung einer
Hyperhidrosis an den Händen mit der Anode verbunden
wird, da dort der Therapieeffekt aus schon dargelegten
Gründen schneller eintritt. Die Einhaltung dieser Empfehlung kann auch durchaus zur Steigerung der Therapietreue
des Patienten beitragen. Nachdem einseitig eine zufriedenstellende Trockenheit an der dominanten Hand erreicht ist
(im Schnitt etwa nach 6 Behandlungen), wird umgepolt, sodass sich nun im weiteren Behandlungsprozess die Kathode
an der dominanten Hand befindet. Die Therapie wird dann
solange konstant weitergeführt bis beide Extremitäten den
gleichen und erwünschten Therapieeffekt zeigen (im Schnitt
nach bis zu 10 Behandlungen).

16 Erhaltungsphase

Hat sich im Zuge der therapeutischen Initialphase eine zufriedenstellende Normhidrosis, etwa im Behandlungsplan einer Hyperhidrosis an den Händen und/oder Füßen manifestiert, schließt sich sodann die sogenannte Erhaltungstherapie an.

Um den einmal erzielten Wirkungseffekt der LWI aufrecht zu erhalten, muss das Prozedere in dieser Erhaltungsphase dauerhaft fortgeführt werden. Schon allein aus diesem Grund, der kontinuierlichen Anwendung, ist die Verordnung eines Heimgerätes zur Eigentherapie unumgänglich. Schließlich handelt es sich bei der LWI um eine Dauertherapie und nicht um eine temporäre Therapie.

LWI gilt als Dauertherapie

Während die Behandlungsintervalle in der Anfangsphase noch sehr kurz bemessen sind, reicht in der Erhaltungsperiode in der Regel eine Sitzung pro Woche aus, um den gewünschten Wirkungseffekt der LWI zu bewahren. Im Gegensatz zur Initialphase der LWI ist die weiterführende Behandlung zur Erhaltung des Therapieerfolges somit weniger aufwändig. So wird der zeitliche Aufwand geringer, da die Behandlungsdauer und auch die Frequenz verkürzt werden können.

Dem Vorschlag eines optimierten Behandlungsschemas auf Basis von Forschung und Untersuchungen folgend sollte in der Erhaltungsphase alle 3-9 Tage mit Sitzungsdauer von bis zu 15 Minuten therapiert werden.

Die Einhaltung von Behandlungsfrequenz und Sitzungsdauer bleibt hierbei individuell und sollte nach persönlichen Erfahrungswerten, Erfordernissen und Präferenzen ausgelotet werden. Der Patient sollte sich an der subjektiven Beurteilung der Hautfeuchtigkeit orientieren. Hilfreich, wenn auch mit ein wenig Aufwand verbunden, ist das Führen eines Therapieprotokolls.

Zu beachten bleibt aber, dass die Mindestanzahl an Behandlungen, um den erzielten Therapie- und Wirkungseffekt der Initialphase nicht wieder zu verlieren, gefunden und auch eingehalten werden muss. Pausen können bei andauernder Hauttrockenheit vorsichtig verlängert werden. Aufgrund der Individualität sind pauschale Aussagen zur Frequenzzahl oder Behandlungsdauer hier nur bedingt möglich.

Kommt es infolge der Erhaltungstherapie bei Patienten zu einer als störend empfundenen Austrocknung mit zunehmender therapeutischer Wirkung so kann diese mit herkömmlichen rückfettenden Salben eingedämmt werden. Im Grunde genommen erweist sich aber auch die Phase der Erhaltung als relativ nebenwirkungsfrei wie das nachfolgende Schema darlegt:

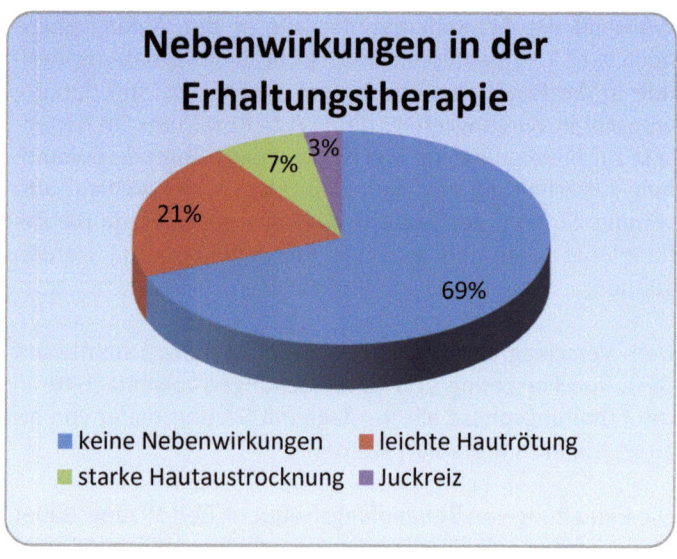

Abbildung 8: Nebenwirkungen in der LWI Erhaltungstherapie

In der Erhaltungsphase sollte die Strompolung in den aufeinanderfolgenden Behandlungssitzungen wechselhaft erfolgen, um so die bestmögliche Therapiewirkung zu erzielen.

17 Sitzungsdauer

Der effektivste Ansatz für die Dauer einer Therapiesitzung wird nach Vorgabe medizinischer Leitlinien für die LWI, einheitlich nach Herstellerangaben sowie im Ergebnis mehrerer Effektivitätsstudien mit 10 bis maximal 30 Minuten definiert.

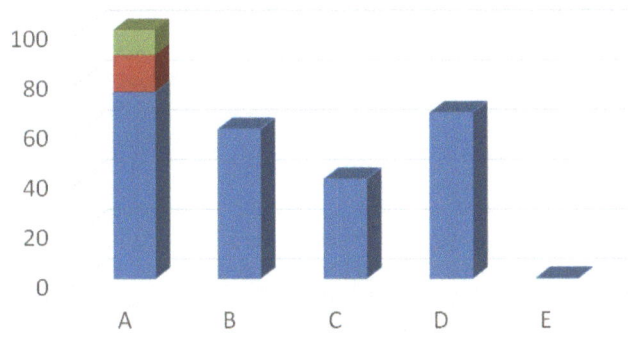

Abbildung 9: Effektivität der LWI in Relation zur Behandlungsdauer und Medium

A- 10 (75-80%), 15 (90%) und 30 (>90%) Minutentherapie
   mit Leitungswasser
B- 5 Minutentherapie mit Leitungswasser
C- 2 Minutentherapie mit Leitungswasser
D- 30 Minutentherapie mit NH₄Cl-Lösung
E- 30 Minutentherapie mit NaCl-Lösung

Eine aktuelle Studie, die sich mit der Untersuchung der optimalen Dauer einer Therapiesitzung befasste, führte zu dem Ergebnis, dass sich nach 10 Minuten Therapiedauer bereits eine Effektivität von 75-80% einstellt und nach 15 Minuten die Effektivität auf nahezu 90% gesteigert wird. Nach Aufwand-Nutzen-Relation wird daher eine Behandlungsdauer von 15 Minuten empfohlen. Mit Vorbereitungs-, Aufbauzeit

die ideale Sitzungsdauer der LWI liegt bei 15 min

und Nachbehandlungsphase (Abbau, Reinigung und Pflege) ergibt sich insofern eine durchschnittliche Bruttobehandlungsdauer von ca. 20-30 Minuten. Bei einer Verlängerung der Behandlungsphase über das empfohlene Zeitmaß hinaus wird das therapeutische Ergebnis, wenn überhaupt, nur sehr marginal verbessert und bleibt Betroffenen vorbehalten, die eine maximale Effektivität wünschen.

Ein Mehr an Therapiedauer führt insofern nicht proportional zu einem Mehr an Wirkung. Zudem besteht auch die Gefahr, dass durch zu lange Behandlungssitzungen ein Gewöhnungseffekt eintreten kann, der die Wirkung des Stroms einschränkt.

Obwohl die Therapiedauer einheitlich vorgegeben ist, kann dieser Zeitfaktor durchaus als Stellgröße innerhalb des benannten Zeitfensters betrachtet werden.
Hier kann es zu individuell unterschiedlichen Effektivitäten in der Wirkung aber auch zu abweichenden Verträglichkeiten kommen.

18 Ergebnis- und Qualitätssicherung

Die Wirksamkeit der LWI-Behandlung ist durch regelmäßige Beurteilung des Therapieerfolges zu überprüfen. Hierbei sind objektive Messverfahren heranzuziehen. Diese beinhalten gravimetrische, kolorimetrische oder hygrometrische Verfahren. Alternativ ist auch der klinische Schweregrad der Hyperhidrosis durch den Arzt semiquantitativ bestimmbar.

Eine apparative oder klinische Bewertung des Grades der Hyperhidrosis ist vor der Behandlung mit der LWI, beim Eintreten der erwünschten Wirkung an einer Seite (primär mit der Anode behandelt), nach Ende der Initialphase und in größeren Abständen (vierteljährlich) während der Erhaltungsphase durchzuführen, wobei es sich um klinisch praktische Empfehlungen handelt.

Kontrolle der LWI-Wirkung

18.1 Quantitative Schweißmessungen

In der klinischen Praxis dienen die quantitativen Schweißmessverfahren (Sudometrie) der Bestimmung von Ausmaß und Ausprägungsmuster des Schwitzens. Neben der diagnostischen Bestimmung der Schweißmenge geben die Ergebnisse dieser Messungen Aufschluss über die (post-)therapeutische Wirksamkeit und ermöglichen daher eine therapeutische Effektivitätskontrolle.

Diese sudometrischen Verfahren erfolgen grundsätzlich in klinischer Praxis, da nur hier entsprechende Apparaturen vorhanden sind. Zudem können auch solche Diagnoseverfahren mit Nebenwirkungen und Kontraindikationen einhergehend sein, so etwa der nachfolgend beschriebene und häufig angewandte *Minor-Schweißtest*.

Bei all den Messungen, die bei Diagnostik und Erfolgskontrolle durchaus wichtig erscheinen, bleibt nicht selten die nicht weniger bedeutsame subjektive Einschätzung des Betroffenen außen vor.

Im Rahmen von Allein- oder Heimanwendungen der LWI mit oder ohne ärztliche Begleitung erfolgen zur Effektivitätskontrolle keine objektiven Messverfahren, die zudem ja auch zusätzlich Kosten verursachen würden. Hier ist der subjektive Gradmesser des Behandelten, seine Einschätzung und seine Erfolgsbewertung Maß aller Dinge. Der Behandelte wird aber durchweg mit hoher Sensibilität den Erfolg der Therapie beurteilen können, denn meist ist er bereits jahrelang mit seinem Problem in Behandlung und hat für jeden therapeutischen Erfolg seismographische Antennen.

Zum Nachweis des Behandlungserfolges einer LWI bieten sich unterschiedliche Messmethoden und Kontrolluntersuchungen an. Einige dieser Methoden werden nachfolgend dargestellt:

18.2 Gravimetrie

Bei der Gravimetrie wird die Schweißmenge pro Minute bestimmt, die durch Messung der Gewichtszunahme von saugfähigem Filterpapier nachgewiesen wird. In der Praxis hat sich dieses Verfahren in der Anwendung und Ergebnissicherheit als vorteilhaft erwiesen.

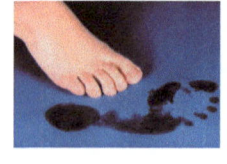

Die behandelte Hautfläche wird mit einem Handtuch getrocknet und dann eine Minute lang mit einem dünnen, saugfähigen Papier ($80\,g/m^2$) in Kontakt gebracht. Die absorbierte Schweißmenge wird durch Abwiegen vor und nach Schweißabsorption bestimmt. Werte $\leq 20\,mg/min$ pro Handfläche entsprechen hierbei einer normalen Schweißmengenabgabe (Normhidrosis).

Fuß mit Papierabdruck

18.3 Kolorimetrisches Verfahren

Jod-Stärke-Test nach **Minor**

Kolorimetrisch wird eine Mess- oder Kontrollmethode benannt, wenn die Feststellung des Farbstoffgehaltes einer Flüssigkeit durch Vergleich ihrer Farbe mit einer anderen Farbe von bekanntem Farbstoffgehalt erfolgt. Mit Hilfe einer

Jod-Stärke Reaktion nach Minor kann die Schweißquote se-miquantitativ erhoben werden. Dieses Verfahren hat den Vorteil, dass eine sichtbare und objektive Beurteilung der Behandlungseffektivität ermöglicht wird.

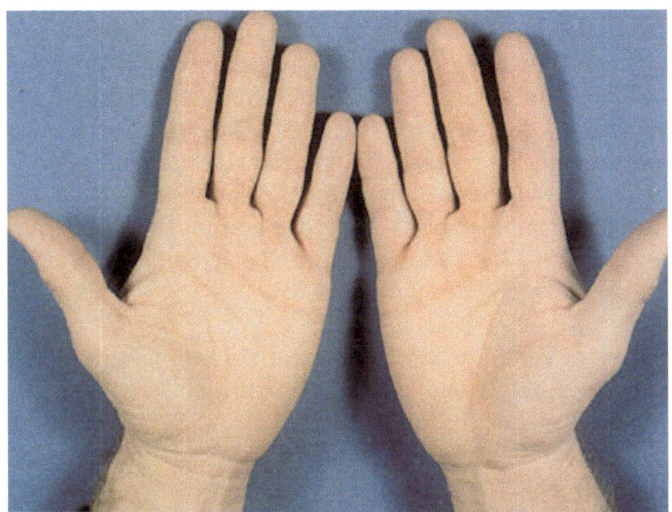

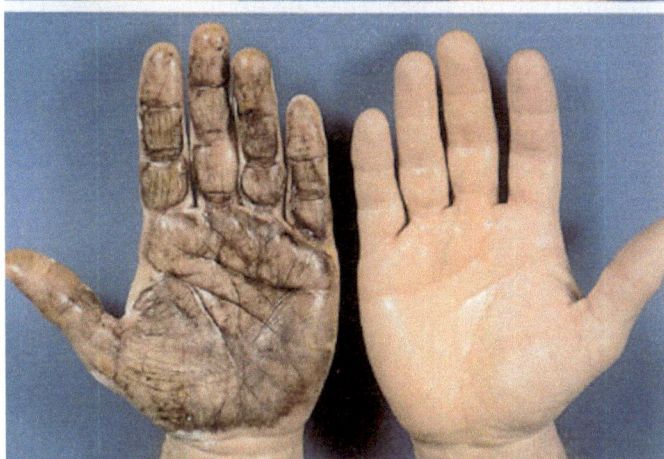

Abbildung 10: Jod-Stärke-Test nach Minor an den Händen

Hierfür eignet sich die Jod-Stärke-Reaktion, die entweder direkt an der Haut (nach Minor) oder mit Hilfe von Abdruckverfahren durchgeführt werden kann. Verwendet wird in der Rezeptur eine alkoholische Lösung, welche 1,5 % Jod und 10 % Rizinusöl enthält. Die Lösung wird auf die Haut aufgepinselt und nach dem Antrocknen mit Getreidestärke dünn überstreut. Hierbei wird durch den Farbumschlag die Intensität und Verteilung des Schwitzens semiquantitativ dargestellt. Wird normales Schreibpapier mit dieser Lösung getränkt und luftgetrocknet, so können damit durch einfachen Kontakt der schwitzenden Hautflächen Abdrucke hergestellt werden, die wiederum eine semiquantitative Bewertung ermöglichen. Imprägniertes Kopierpapier eignet sich hier ganz besonders zur Messung der schweißbetroffenen Hautregionen an Händen und Füßen.

In diesem Verfahren wird Jodtinktur auf normales Schreibpapier geträufelt und das behandelte gelblich-braun gefärbte Papier anschließend luftgetrocknet. Je nach behandeltem hyperhidrotischen Hautbereich wird das Papier dann gegen die abgetrockneten Hautzonen gedrückt oder wie im häufigsten Fall Hände oder Füße auf das jodierte Papier aufgepresst für etwa eine Minute.
Die chemische Umsetzung der im Papier enthaltenen Stärke mit der aufgetragenen Jodtinktur und dem Schweiß führt sodann sichtbar zu einer Verfärbung des Papiers und ermöglicht eine anschließende Auswertung.

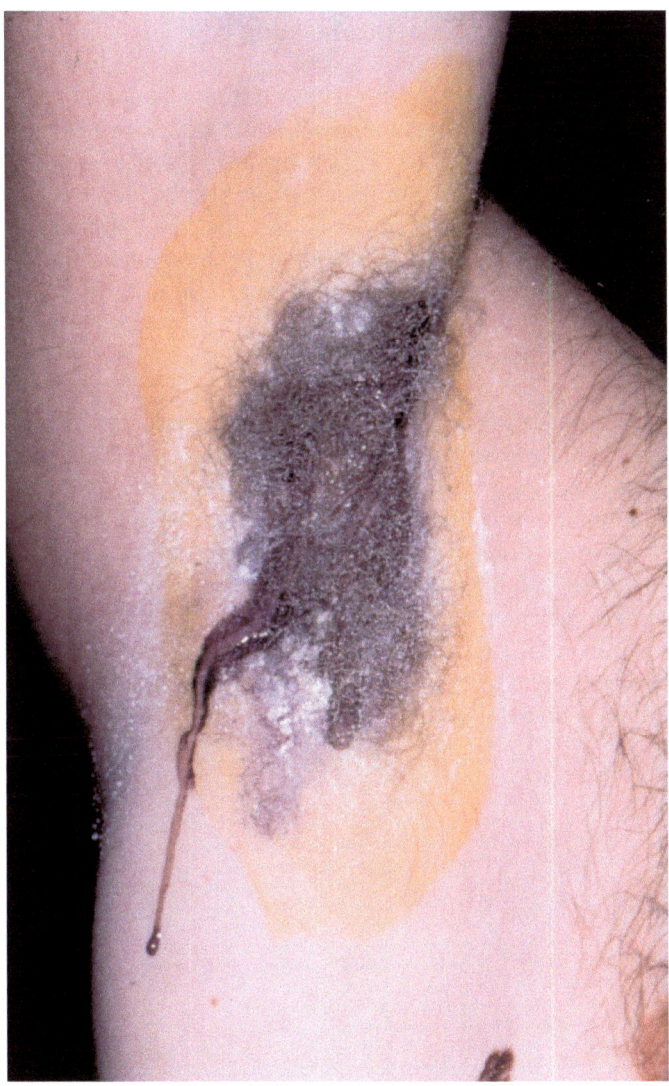

Abbildung 11: Minor Farbtest im Achselbereich

18.4 Hygrometrische Messung

Dieses quantitative Verfahren gestattet eine kontinuierliche Registrierung der Wasserabgabe, somit der Schweißsekretion der Haut. Hierfür eignet sich ein Feuchtigkeitsmessgerät (Evaporimeter), dass die Feuchtigkeitsabgabe der Haut in $g/m^2/h$ angibt. Bei diesem Verfahren wird die Verdunstung der Hautoberfläche in g/m^2 in einem Zeitintervall bestimmt. Als Normhidrosis gelten Werte bis 70 $g/m^2/h$.

18.5 Messung des Hautleitwertes

Eine einfache Methode zur Effektivitätskontrolle besteht zudem in der Messung des Leitwertes der Haut, welcher in einem reziproken Verhältnis zum Hautwiderstand steht. Mit zunehmendem Wirkungseintritt der Leitungswasser-Iontophorese wird die Hornschicht trockener und es steigt der Hautwiderstand an.

In dem gleichen Maße nimmt der Leitwert ab. Er wird gemessen in Millisievert (mSv). Bei einer Normhidrosis beträgt der Wert etwa ≤ 60 mSv. Bei Hyperhidrotikern kann der Wert 150 mSv übersteigen.

19 Die richtige Gerätewahl

Die Auswahl von Medizinprodukten geht grundsätzlich auch mit Kostenfragen einher. Gerade auf diesem Sektor hat der Grundsatz *Qualität hat seinen Preis* mehr denn je Gültigkeit. Die LWI ist eine Dauertherapie, sodass auch einmal beschaffte Geräte über einen langen Zeitraum in Nutzung stehen und dieser Beanspruchung gerecht werden sollten.

Hält man sich als Betroffener andererseits vor Augen wie hoch die Intensität des Leidens und wie enorm der Wunsch nach Trockenheit oder einigermaßen zufriedenstellender Schweißreduktion ist, so erscheint es in manchen Diskussionen durchaus recht seltsam, dass mehr wirtschaftliche Interessen im Vordergrund zu stehen scheinen. Wer hier spart, der wird letztendlich enttäuscht werden, spart am falschen Ende und zahlt nicht selten doppelt.

Grundsätzlich existieren bei der Frage nach der optimalen Gerätewahl durchaus einige Qualitätskriterien, die bei der Auswahl berücksichtigt werden sollten und als Orientierung dienen. Das Krankheitsbild Hyperhidrosis ist aufgrund der Komplexität und verschiedener individueller Faktoren und Krankheitsverläufe bekanntlich sehr individuell, so dass pauschale Herstellerempfehlungen nur sehr schwer erteilt werden können. Vielmehr sollte man sich bei der Auswahl des für seine Zwecke optimalen LWI-Gerätes an den Erfahrungen anderer Betroffener orientieren und diese nutzbringend in die persönliche Entscheidungsfindung einbeziehen.

Ein Iontophoresegerät besteht grundsätzlich aus den vier Gerätekomponenten Steuergerät, Zubehör wie Behandlungswannen oder Spezial-Applikatoren, den Behandlungselektroden und den Verbindungskabeln. In Bezug auf den Wirkungsgrad, Geräteverschleiß, die Sicherheitsaspekte, auftretende Nebenwirkungen, Hygiene und Anwenderfreundlichkeit bestehen wesentliche Unterschiede zwischen den Geräten unterschiedlicher Hersteller.

Und natürlich unterscheiden sich die am Markt zugelassenen Geräte konzeptionell voneinander. Der Einsatz eines Iontophoresegerätes stellt eine medizintechnische oder auch bio-medizintechnische Anwendung dar. Ein solcher Geräteeinsatz wird von wissenschaftlichen Prinzipien und Regeln auf dem Gebiet der Medizin begleitet und bestimmt. Die Kombination technischen Wissens mit medizinischer Sachkenntnis ermöglicht schließlich eine effiziente oder verbesserte Therapie der Hyperhidrosis.

Die Produktion solcher Geräte unterliegt strengen gesetzlichen und auch internationalen Bestimmungen. Zur Einhaltung erforderlicher Sicherheitsbestimmungen müssen Hersteller von LWI-Geräten nachweisen, dass ihre Geräte den Bedingungen und Genehmigungen entsprechen, um ein Höchstmaß an Qualität und Sicherheit im therapeutischen Prozess zu ermöglichen.
Verordnet ein behandelnder Arzt ein derartiges Medizinprodukt, so haben die einzuhaltenden gesetzlichen Auflagen sicherzustellen, dass die therapeutischen Erwartungen des Arztes erfüllt werden. Aus diesem Grund erfolgt auch eine Zertifizierung der Medizinprodukte.

Medizinprodukte sind für den Bereich der EU nur verkehrsfähig, wenn diese mit einer CE-Kennzeichnung versehen sind, was gleichsam für deren Inbetriebnahme gilt. Gesetzliche Normierungen finden sich für Deutschland und Österreich im Medizinproduktedurchführungsgesetz (MDG), in Deutschland zusätzlich auch in der Medizinproduktebetreiberverordnung (MPBetreibV) und dem Gesetz über das Mess- und Eichwesen.
Bei der Geräteentscheidung sollte sichergestellt sein, dass man eine leistungsstarke Apparatur für den individuell tauglichen Einsatz an schwitzenden Händen, Schweißfüßen oder im Achselbereich erhält.
Somit ist die Frage der Auswahl abhängig von dem Krankheitsphänomen Betroffener. Je nach Art, Lokalisation und Intensität des Schwitzens sollte die richtige Wahl eines Gerätes getroffen werden. In der Regel sollte ein mit der Anwendung vertrauter Arzt oder Dermatologe eine treffliche Gerätese-

lektion vornehmen können, allerdings ist die Zahl kompetenter Mediziner auf diesem Sektor ehrlicherweise beschaulich und relativ beschränkt, da die Therapie der Hyperhidrosis in der Dermatologie nur einen Nischenplatz einnimmt.

Die Wahl des richtigen Behandlungsapparates bleibt die entscheidende Frage in Bezug auf Effektivität, Wirksamkeit und Ansprechquote der Therapie. Sollten voreilige oder sogar falsche Entscheidungen bei der Gerätewahl erfolgen ist eine Gefährdung des Therapieerfolges vorgezeichnet. Um keine wertvolle Zeit zu verlieren, sollte mit entsprechender Sorgfalt und Konsultation eines Experten die richtige Verordnung getroffen werden.

Die Höhe der Stromstärke und die Art des Stromes ist eine maßgebliche Komponente für den Behandlungserfolg und somit auch für eine Reduzierung von Behandlungssitzungen sowie einer effizienten Ansprechquote.
Wenn man Ströme für therapeutische Zwecke einsetzt, ist es Grundvoraussetzung, dass eine sichere, für den Menschen ungefährliche Technologie eingesetzt wird.
Somit ist bei allen Therapiegeräten immer die wichtigste Frage:

> Woher kommt der Strom, mit dem eine Behandlung durchgeführt wird und wie sicher ist dieser Strom?

Gerade bei der Anschaffung eines Heimgerätes sollte darauf geachtet werden, ein System zu bevorzugen, welches den erforderlichen Sicherheitsvorschriften entspricht. Der betroffene Anwender selbst kann diese Qualitätsdefizite objektiv kaum nachvollziehen.

Zwei Behandlungsströme haben sich bei der LWI bekanntlich bewährt, wobei es sich um den Puls- sowie den Gleichstrom handelt. So existieren Geräte mit ausschließlich Gleichstrom- oder Pulsstromfunktion neben Produkten, die in einem Gerät beide Stromschaltungen vorhalten.

Gleichstromgeräte liefern den in der Wirkung (Schweißhemmung) stärkeren Therapieerfolg bei gleicher Stromstärkeneinstellung.
Nun könnte man voreilig zu dem Schluss kommen:

«*Alles klar, ich schwitze stark, also ist Gleichstrom das bessere für mich, und billiger ist es dann auch noch!*»

Diese Annahme trügt jedoch, denn die Therapie mit Pulsstromgeräten ist bei gleicher Stromstärkeneinstellung einfach um ein Vielfaches angenehmer.
Dadurch kann man mit einem Pulsstromgerät viel höhere Ströme fahren und hat wiederum einen stärkeren Erfolg als mit einem Gleichstromgerät. Gepulster Gleichstrom ist dem ununterbrochenen Gleichstrom überlegen.

Sicherheit durch Gerätezertifizierung

Alle LWI-Geräte sind als aktive therapeutische Geräte Medizinprodukte der Sicherheitsklasse IIa. Zu ihrer ordnungsgemäßen Zertifizierung müssen sie mit einem CE-Zeichen mit 4stelliger Kennnummer auf dem Typenschild versehen sein. Diese Kennnummer zeigt an, welche Benannte Stelle in die Zulassung und Überwachung des Produktes involviert ist. Erst nach einer Bestätigung der Benannten Stelle darf das CE-Zeichen aufgebracht und das Produkt in Verkehr gebracht werden.

Auf Anfrage kann vom Hersteller die Konformitätserklärung angefordert werden. Diese beinhaltet ebenfalls die Benannte Stelle sowie weitere wichtige Kenndaten. Diese Daten sind künftig in der im Aufbau befindlichen europäischen Datenbank für Medizinprodukte (EUDAMED) abrufbar, um die ordnungsgemäße Zulassung von Hersteller und Produkt abruf- und überprüfbar zu machen.

Zu den Kenndaten gehören die Single Registration Number **SRN**, also die Registrierungsnummer des Herstellers oder die **Basis-UDI**, mit der alle Medizinprodukte einer Produktreihe des Herstellers aufgerufen werden können sowie die **UDI**, die den einzelnen Gerätetypen eindeutig beschreibt.

Aktuell befinden wir uns in einer Übergangsphase in der Gesetzgebung. Am 25.05.2017 wurde die neue EU-Verordnung 2017/745 (Medical Device Regulation, kurz MDR) eingeführt, die die EU-Richtlinie 93/42/EWG (Medical Device Directive, kurz MDD) ersetzt. Bis einschließlich dem 25.05.2021 galt eine Übergangsfrist, die eine Gültigkeit für beide Gesetzgebungen ermöglichte. Für einige Produkte besteht weiterhin noch eine Übergangsbestimmung bis zum 25.05.2024. Hievon betroffen sind Produkte der Klasse IIa und höher, die bereits vor dem 25.05.2021 zertifiziert waren und ein gültiges Zertifikat einer benannten Stelle haben. Aus diesem Grund sind aktuell sowohl Konformitätserklärungen nach der Richtlinie 93/42/EWG wie nach der Verordnung 2017/745 gültig.

Neue EU-VO MDR für Medizinprodukte

Ein Zertifikat nach MDR bedeutet nicht, dass ein Gerät sicherer oder besser ist als ein Zertifikat nach MDD.

Im Anhang des Buches sind die Kennzeichen der Zertifizierung nach MDR oder MDD tabellarisch aufgeführt (Tabelle 3 und 4 S. 136).

20 Gepulster Strom – die sanftere Stromform

Neben der hohen Effektivität der LWI, die in einer Vielzahl von Studien nachgewiesen wurde, können bei praktizierter Anwendung mit kontinuierlichem Gleichstrom durchaus die bekannten Nebenwirkungen sowie Hautirritationen als Folge einer unsachgemäßen Gerätehandhabung auftreten.

Probleme und Gefahren im Umgang mit Gleichstrom bei der LWI haben daher die Suche nach alternativen und modifizierten Stromformen vorangetrieben, ohne jedoch den hohen Therapieeffekt einzubüßen.
Bei mittleren Formen der Hyperhidrosis lassen sich insbesondere bei LWI-Anwendung mit gepulstem Gleichstrom zufriedenstellende Behandlungsergebnisse erzielen und dies bei nahezu vollständiger Reduzierung von Nebenwirkungen in Form von Empfindungsstörungen.

Insbesondere für empfindsame Betroffene und vornehmlich bei Kindern mit geringerem Hautwiderstand und höherem Schmerzempfinden ist die gepulste LWI erste Wahl im Therapieschema einer palmoplantaren Hyperhidrosis.

Bezüglich der Therapieeffektivität bleibt gepulster Gleichstrom mit dem jahrzehntelang angewandten kontinuierlichen Gleichstrom vergleichbar. Auch hinsichtlich des zeitlichen Intervalls bis zum Erreichen einer zufriedenstellenden Trockenheit unterscheiden sich die beiden Stromformen kaum voneinander. Die Anzahl der Sitzungen in der Initialphase der Behandlung sind nahezu auf gleichem Niveau.

Die konventionelle Gleichstromtherapie bietet sich aber weiterhin vornehmlich bei hartnäckigen und extremen Fällen von Schwitzphänomenen an Händen und/oder Füßen an, da sie hier weiterhin die besseren therapeutischen Ergebnisse aufweist.

Auch die Hersteller der Stromgeräte reagierten auf die gute Verträglichkeit des Pulsstroms bei hoher Behandlungseffektivität durch die Entwicklung immer neuer Gerätschaften mit hohen Sicherheitsstandards bei einfacher Handhabung.

So entwickelte die Fa. Hidrex GmbH ein Gerät mit variabler Pulsbreite. Die bislang bei den aktuellen Pulsstromverfahren indizierte Pulsbreite von 50% führt zu einer ebenso langen Pause.

Durch die variable Erhöhung der Pulsbreite kann die Länge des Strompulses individuell gesteigert werden mit dem Ergebnis einer noch höheren Behandlungseffektivität bei geringer Empfindsamkeit.

Vorteile in der Therapie bei variablem Pulsstrom

Infolge der Verkürzung der Ruhepausen kann auf diese Weise weitaus mehr Energie als beim Standard-Pulsstrom von 50% übertragen werden.

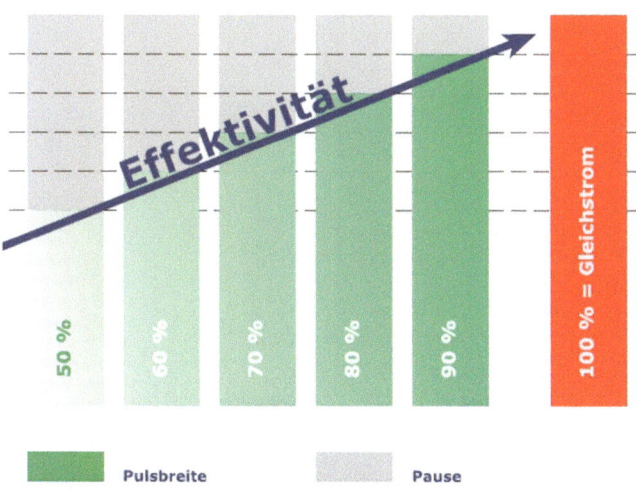

Abbildung 12: Effektivitätssteigerung mit Pulsstrom

In klinischer Umgebung konnte getestet werden, dass durch die Variabilität der Pulsbreite auch Behandlungen an den Füßen, wo der Hautwiderstand bekanntlich durch die Hautdicke wesentlich höher ist sowie extreme Formen der Hyperhidrosis effektiver therapierbar sind.

Selbst bei einer Erhöhung der Pulsbreite bis auf 90% bleibt der nebenwirkungsarme Vorteil der Pulsstromtherapie gegenüber der klassischen Gleichstrombehandlung erhalten.

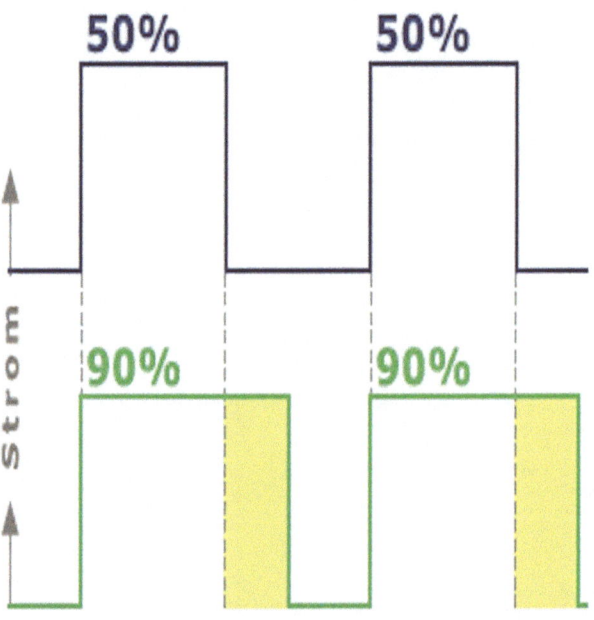

Abbildung 13:Erhöhung der Pulsstrombreite

Wird bei Gleichstrom gepulst, depolarisiert sich die Haut zwischen den Spannungspulsen und verminderte Nebenwirkungen sind die Folge. Im Rahmen von Studien zur Medikamenten-Iontophorese wurde beobachtet, dass Probanden bei gepulstem Gleichstrom höhere Stromstärken tolerieren als bei kontinuierlichem Gleichstrom. Mikrotraumatisierungen der Hautoberfläche sind bei gepulstem Gleichstrom wesentlich seltener.

Bei einer Erhöhung der Pulsbreite auf 100% führt dies letztendlich zum Übergang in die klassische Gleichstromtherapie. Somit bleibt durch die Variabilität die Justierbarkeit zwischen dem Pulsstrom sowie dem effektiveren Gleichstrom im Bedarfsfall erhalten.

Pauschal betrachtet ermöglicht das Pulsstromverfahren in der LWI-Anwendung ein optimiertes Therapieempfinden und höhere Erfolgschancen.

Die Anwendung mit Pulsstrom hat daher ganz entscheidende Vorteile:

> Hautirritationen treten seltener auf
> Der Behandlungsstrom ist kaum spürbar
> höhere Ströme können angewendet werden als mit Gleichstrom
> bei empfindlichen Patienten ist häufig nur mit Pulsstrom eine effektive Behandlung möglich, da ein ausreichender Gleichstrom nicht toleriert würde

21 Behandlungsmedium Wasser

Im Rahmen der LWI-Therapie sollte darauf geachtet werden, dass kein entionisiertes Wasser als Behandlungsmedium zur Anwendung kommt. Entionisiertes oder auch demineralisiertes Wasser ist Wasser ohne die im normalen Quell- und Leitungswasser vorkommenden Mineralien wie Salze und Ionen. Es verfügt über eine sehr geringe elektrische Leitfähigkeit. Ein für die Therapie erforderlicher Stromfluss ist über entionisiertes Wasser selbst bei höchster Spannung nicht mehr erreichbar, der Therapieeffekt der LW-Iontophorese geht dann vollends verloren.

Gerade bei der Heimtherapie, die ja mittlerweile zum gängigen Verfahren gehört, sollte also auf die Qualität und Leitfähigkeit des genutzten Leitungswassers geachtet werden. Sollte das Wasser durch Entionisierungsprozesse, beispielsweise zum Schutz vor Kalkgehalten, gefiltert werden, ist auf häusliches Leitungswasser zu verzichten.

Maßgeblich in Bezug auf Wirksamkeit und Effektivität der LWI-Therapie ist daher die Frage der Wasserhärte. Dieser Begriff umschreibt die Ionenkonzentration von Kalzium und Magnesium. Der Gehalt an Kalzium- und Magnesiumsalzen bestimmt die Eigenschaften des Wassers. Je höher deren Anteil, desto härter gilt das Wasser. Kalzium und Magnesium werden deshalb auch als Härtebildner bezeichnet, ihr Vorhandensein bestimmt die «Gesamthärte».

> Grundsätzlich gilt hier somit der Proporz, je weicher das Wasser und je geringer die Ionenkonzentration, desto weniger erfolgreich wird das Therapieergebnis der LWI ausfallen.

Auskunft über die jeweiligen Wasserhärtebereiche erteilen die zuständigen Wasserversorgungsunternehmen. Die Wasserversorgungsunternehmen müssen einmal jährlich den

Härtebereich des verteilten Trinkwassers sowie jede vorübergehende Änderung des Härtebereiches veröffentli-
chen.

21.1 Wasserstandhöhe

Bei der LWI dient das Medium Wasser als elektrischer Leiter.
Aus diesem Grund ist es erforderlich, dass man die zu behandelnden Hautbezirke, seien es nun Hände, Füße oder beide
Extremitäten in einer Behandlungssitzung mit Wasser bedeckt, um eine möglichst hohe Effizienz zu erreichen.
Ausnahmen hierzu sind spezielle LWI-Behandlungen unter
den Achseln, im Gesichtsbereich oder an Rücken und Rumpf,
da hier bekanntermaßen mit speziellem Zubehör therapiert
werden muss.

Analog zu vielen anderen Parametern ist auch die Wasserstandhöhe im Therapieprozess variabel und individuell und
beeinflusst den therapeutischen Erfolg in nicht geringem
Ausmaß.

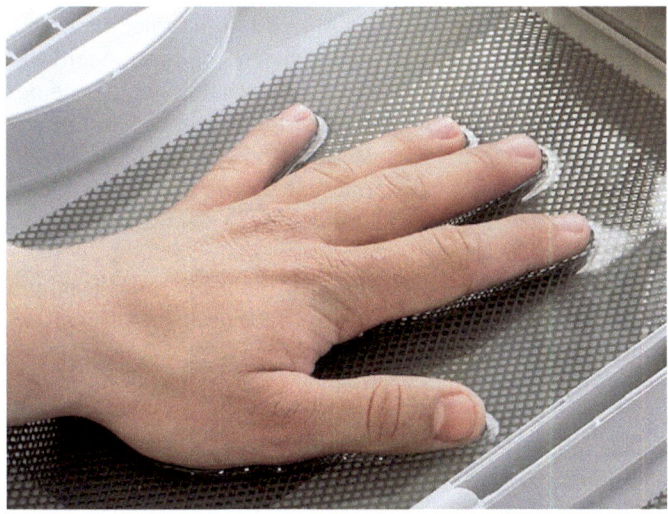

Abbildung 14: Die ideale Wasserstandhöhe

In den Behandlungswannen zur Fuß- und/oder Handthera-
pie reichen in der Regel Füllstandhöhen des Wassers von einem halben bis zu einem Zentimeter. Aber auch diese Frage
ist grundsätzlich von individuellen Gegebenheiten abhängig
und kann von Anwender zu Anwender daher variieren. In der
Praxis hat sich bei vielen Anwendern ein Aufschlag der Füll-
höhe von 2 cm als positiv bewiesen. Der Wasserspiegel sollte
die Nagelbette möglichst freilassen, da es hier auf Grund
häufiger Kleinstverletzungen zu Schmerzen bei der Behandlung kommen kann.

Wie bereits im Zusammenhang mit dem Hautwiderstand
dargestellt, sucht sich der Strom immer den Weg des geringsten Widerstandes. Bei einer LWI an den Füßen und hier
besonders den Fußsohlen, ist die Hautdicke der Sohlen besonders ausgeprägt. Hier sollten Behandlungswannen dann
auch nur so hoch befüllt werden, bis diese dicken Haut-
schichten vom Stromfluss erreicht werden.
Somit ist eine geringe Wasserstandhöhe angezeigt. Würde
man die Wannen zu hoch befüllen und den gesamten Fuß
bedecken, so wäre der Stromfluss daran gehindert, die ursprünglich hyperhidrotischen Areale zu durchfließen. Da die
Haut des Fußes an anderen Bereichen (Rist oder Spann) wesentlich dünner als an den Sohlen beschaffen ist, würde der
Strom eher durch diese vom Wasser umsäumten Hautareale
fließen, denn hier fällt der Widerstand geringer aus. Der gewünschte Effekt der Iontophorese würde somit gemindert
oder sogar gänzlich ausbleiben.

Auch die Stromstärke könnte nicht mehr bis zum Maximum
justiert werden, da die dünneren Hautbereiche am Fuß wesentlich empfindsamer sind als die Fußsohlen. Mögliche Nebenwirkungen wie ein Kribbeln würden dann eher empfunden werden. Bei einem kompletten Eintauchen des Fußes
würde man somit irrigerweise Hautbereiche therapieren, die
eigentlich gar nicht vom übermäßigen Schwitzen betroffen
sind. Der therapeutische Effekt wäre nahezu verpufft.

Vorsicht ist auch geboten, wenn an den zu behandelnden Extremitäten Hautdefekte vorhanden sind. Diese sollten wegen ihres geringeren Widerstandswertes auf keinen Fall mit Wasser bedeckt werden, um den Strom nicht über falsche Bereiche zu leiten und einem Effektverlust vorzubeugen. In der Praxis haben sich auch folgende Verfahrensweisen als positiv erwiesen:

Bei einem Schwitzen an Hand- oder Fußrücken kann man den zu behandelnden oberen Bereich mit einem Waschlappen bedecken, der dann vom Stromfluss miterfasst wird. Erstreckt sich der Schweißfluss sogar bis an die Knöchel so ist eine Überbrückung zum Beispiel durch das Tragen einer Socke möglich. An den Händen kann man analog und gefahrlos Baumwollhandschuhe zur Überbrückung während der Behandlung tragen. Alternativ kann auch der Wasserstand in einem geeigneten Behältnis erhöht werden.

Es ist sogar durchaus möglich, bestimmte Hautzonen ganz vom Strom zu isolieren, in dem man einen Tapeverband an die entsprechende Stelle anbringt.

Bei Neuanwendern oder Betroffenen, die mit der LWI-Therapie noch nicht so vertraut sind, sorgen häufig kleinste Hautverletzungen zu Missempfindungen mit der Folge, dass mit viel zu geringen Stromdosen therapiert wird oder die Therapie aufgrund des Schmerzempfindens gänzlich abgebrochen wird.
Hier sei besonders auf die pharmazeutische Wirkung von Vaseline hingewiesen. Das salbenartige Gemisch hat sich bei Auftragung auf kleinere Hautverletzungen als eine ideale Schutzsubstanz erwiesen. Isoliert man diese schmerzhaften Stellen mit Vaseline sind die Therapieergebnisse häufig signifikant besser. Hierdurch wird der Stromdurchfluss vom geschützten Hautareal abgehalten und schmerzhafte Empfindungen können somit vermieden werden.

22 Spezialanwendungen der LWI

Mittlerweile existieren im Behandlungskonzept der LWI sogar spezielle Schwämme und Masken für die Therapie unter den Achseln und im Gesicht. Diese Spezialanwendungen sind bisher jedoch weniger verbreitet und einige Hersteller befassen sich ganz intensiv mit der ständigen Weiterentwicklung dieser Methoden.

22.1 LWI im Gesicht

Eine sehr spezielle und gewöhnungsbedürftige Anwendungsform der Iontophorese ist die Stromtherapie im Gesichtsbereich unter Applikation einer besonderen Maske. Gerade die Unebenheit der Gesichtsfläche gegenüber anderen Behandlungsarealen wie Hände, Füße oder Achseln macht diese Spezialanwendung zur Herausforderung.

Gesichtsschwamm als Zubehör

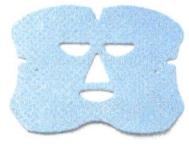

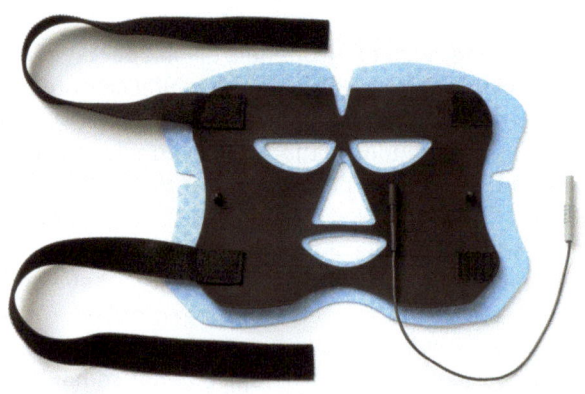

Abbildung 15: Spezialmaske für die Gesichtsbehandlung

Erst die therapeutische Nutzung des Pulsstromes ermöglichte es überhaupt, derart sensible Hautbereiche wie die des Gesichts zu behandeln, da hier die Sensitivität der Haut durch eine Vielzahl an Nerven und eine dünn ausgeprägte Haut bekanntlich am höchsten ist. Die Anforderung an Stromintensität, -qualität, an Stromgerät aber auch an die Beschaffenheit und Ergonomie der Spezialapplikation sind daher erheblich und wesentlich aufwendiger als bei der konventionellen LWI im therapeutischen Einsatz an Händen und/oder Füßen.

Behandelt wird im Gesicht mit einer Spezialmaske aus Gummi (s. Abb. 15), die unmittelbar vor Therapiebeginn gut durchnässt werden sollte und von Anwendern daher wie eine Art nasse Auflage oder feuchter Schwamm wahrgenommen wird. Die Gesichtsmaske sollte sodann mit gleichmäßigem Druck und möglichst großer Auflagefläche angelegt werden.
Bei eingeschaltetem Gerät und geschlossenem Stromkreis fließt der Strom über eine Gummielektrode. Bei der Behandlung mit Gesichtsmaske muss zwangsläufig auch eine Hand oder ein Fuß mitbehandelt werden, da anders der Stromkreislauf nicht geschlossen werden könnte. Um die Hände freizuhalten und den Sitz der Maske und Einstellungen am Gerät vornehmen zu können, sollte die Mitbehandlung eines Fußes bevorzugt werden. Zudem ist dann auch ein erforderliches Nach-Nässen der Maske wesentlich einfacher möglich.

Der Behandlungsstrom wird durch die Kontaktfläche im Gesicht zur zweiten Kontaktfläche an einer Hand oder einem Fuß im Wasserbad geleitet, wobei keine negativen Auswirkungen auf die mitbehandelten Zonen zu erwarten sind, da nur mit sehr geringen Dosen therapiert wird. Selbst der Wechsel von Hand und/oder Fuß kann von Therapiesitzung zu Therapiesitzung erfolgen.

Die Stromstärke selbst sollte gemäß den Angaben und Anleitungen der Hersteller individuell ausgetestet werden. Ein Polaritätswechsel der Elektroden ist bei dieser Behandlung nicht erforderlich. Es sollte hier grundsätzlich aufgrund der höheren Effektivität nur mit der Anode therapiert werden. Indiziert ist diese noch unerforschte Spezialtherapie bei Vorliegen einer Hyperhidrosis «facialis», dem übermäßigen Schwitzen im Gesicht oder auf der Stirn. Auch Wangen und Oberlippen werden gleichsam über die Maske abgedeckt und mit Strom versorgt.

LWI Spezialmaske bei Hyperhidrosis facialis

Das Gesichtsschwitzen ist aufgrund der spontanen Fremdwahrnehmung durch Außenstehende mit einem sehr hohen Grad an psychosozialer Belastung einhergehend. Schweißnasse Haare oder ein tropfnasses Gesicht können nicht einfach so kaschiert werden wie etwa das Schwitzen unter den Armen oder an den Händen und Füßen. Betroffene sind permanent im Gesicht am Wischen, um das Abrinnen des Schweißes einigermaßen einzudämmen. Für die LWI im Gesicht gelten ganz besondere Anforderungen. Mit der Maskenanwendung lassen sich derzeit jedoch ausschließlich Schwitzphänomene an Stirn und auf der Gesichtsfläche behandeln.

Bei der Stromtherapie über die Maske sollte ausschließlich ein Pulsstromgerät bzw. ein Kombinationsgerät genutzt werden, da nur eine geringe Stromstärke für Betroffene verträglich erscheint. Bevorzugt sollten auch Geräte zum Einsatz kommen, die aufgrund ihrer technischen Optimierung über Funktionen verfügen, die eine Anpassung der Stromstärke an empfindliche Hauttypen, sensible Patienten oder spezifische Körperstellen ermöglichen.

Diese Spezialanwendung ist ein noch recht junges Verfahren. Die Spezialmaske wird nur von wenigen Geräteproduzenten als therapeutisches Zubehör angeboten. Insofern liegen auch zum jetzigen Zeitpunkt noch kaum aussagekräftige oder valide Erfahrungswerte vor.

Betrachtet man die Besonderheiten bei einer Therapie der facialen Hyperhidrosis, so erscheint der Behandlungsaufwand einer solchen Spezialtherapie mit stromführender Gesichtsmaske dennoch einen Versuch wert.

Gesichtsschwitzen ist therapeutisch häufig nur mit systemischen Therapien in Form der Einnahme von Medikamenten mit hohem Nebenwirkungspotential zu begegnen (Sormodren©/Vagantin©) oder aber durch die äußere Anwendung von Antitranspiranten mit der Gefahr des Abspülens oder Ausschwitzens und einhergehenden Haut- und Augenreizungen.

Ganz zu schweigen von der Therapieoption des operativen endoskopischen Eingriffs, der nur als Ultima Ratio in Betracht gezogen werden sollte. Insofern sind die Alternativen dieser hartnäckigen und behandlungsbeschränkten Form des Schwitzens doch sehr begrenzt.

Zu den Nebeneffekten der Gesichtsiontophorese kann eine durchaus heftige Gesichtsrötung gehören. Aus diesem Grund sollte die Therapie auch überwiegend vor dem Schlafengehen Anwendung finden. Weitere Kontraindikation für die Anwendung der Gesichts-LWI sind metallische Prothesen im Zahnbereich wie Implantate oder Inlays. Neurologische Erkrankungen im Kopf- oder Halsbereich und auch Hauterkrankungen im Gesicht können gleichsam eine Indikation erschweren oder sogar unmöglich machen.

Eine pflegende Nachbehandlung erscheint zwar auch im Behandlungsverlauf der LWI an Händen und Füßen indiziert, gerade bei der sensiblen Gesichtshaut ist die Nachpflege mit einer adäquaten Hautcreme aber unumgänglich.

Während sowie bis kurz nach einer LWI-Therapiephase kommt es physiologisch durch die Stromeinwirkung im Wasserbad zur Öffnung der Hautporen, so dass Wirkstoffe einer Creme in die permeable Haut diffundieren und dort ihre lindernde und entspannende Wirkung entfalten können.

Anwendung einer Creme nach der LWI

22.2 LWI im Achselbereich

Neben der vorgenannten Spezialform der LWI im Gesicht gehört in jüngster Zeit auch die Behandlung axillarer Hyperhidrosen zum erweiterten Indikationsspektrum. Insbesondere nach Erschöpfen der im Therapieplan aufgeführten externen Behandlung von Achselschweiß mit Antitranspiranten sollte auch die Therapie mit Spezial-Applikatoren für diese Hyperhidrosisform nicht außer Acht bleiben.

Die LWI ist aufgrund der Verfahrensweise und der technischen Ausgestaltung nicht für alle erdenklichen Formen und Lokalisationen des krankhaften Schwitzens gleichermaßen gut geeignet. Gegenüber der relativ simplen Anwendung bei Hand- und Fußschwitzen, wo die Extremitäten einfach in die wassergefüllten Schalen bzw. Wannen eingetaucht werden können, zeigt sich neben der Anwendung im Gesicht auch bei der Behandlung der Achseln ein Mehraufwand an Apparatur und therapeutischen Voraussetzungen. Bei dieser speziellen LWI-Achselbehandlung werden bei Indikation einer axillaren Hyperhidrosis Schwämme mit integrierten und verkabelten Pads in die Achselhöhlen geklemmt.

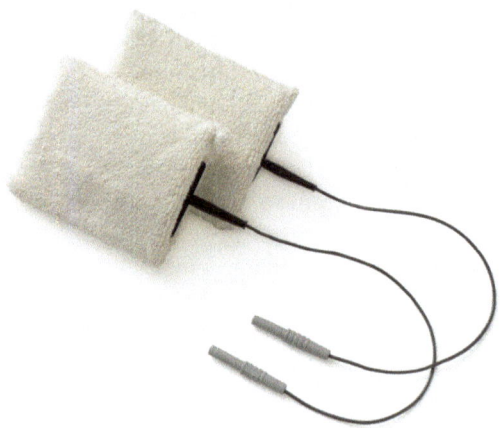

Abbildung 16: spezielle Achsel-Applikatoren mit Elektroden

Die axillare Behandlung erfolgt mit speziellen Schwammtaschen in denen sich die Elektroden befinden. Die Behandlung mit den Axillar-Applikatoren sollte in zwei Sitzungen von je 7 Minuten unterteilt werden, um zwischendurch die Schwämme erneut mit handwarmem Leitungswasser zu durchnässen und so die Effektivität zu erhalten. Die Schwämme sollten nicht ausgewrungen werden. Nach wenigen Anwendungen kann sich die übermäßige Schweißbildung wieder normalisieren. Von mehreren Herstellern wurden zwischenzeitlich ganz spezielle, meist kugelförmige Schwämme entwickelt, die angefeuchtet einfach in den Achselhöhlen platziert werden, so dass eine Iontophorese-Therapie durchführbar wird.

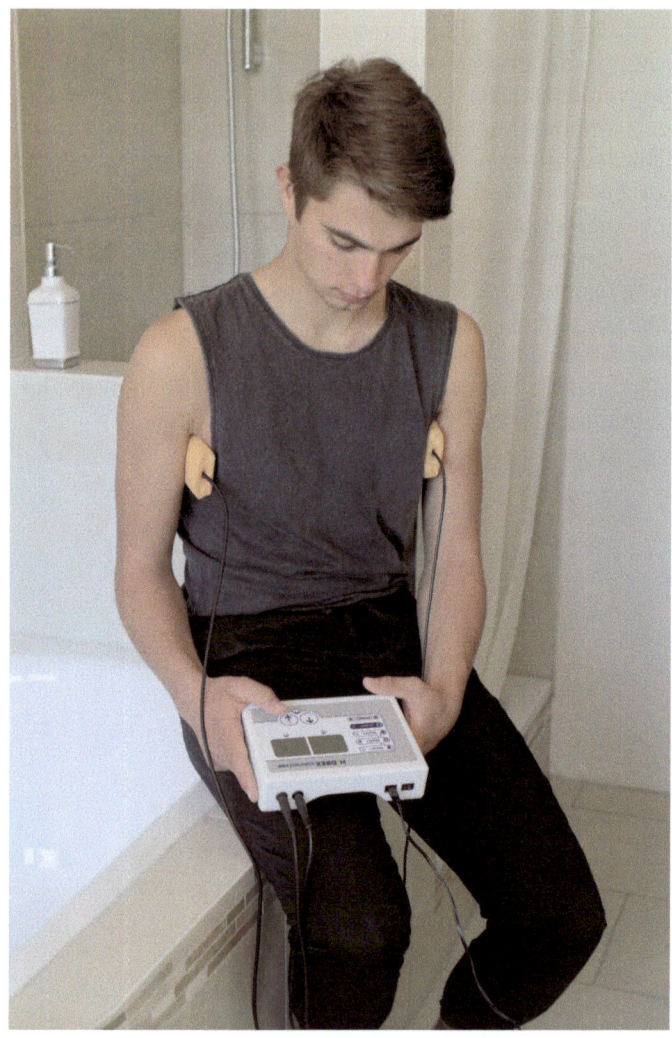

Abbildung 17: axillare Apllikatoren für die spezielle LWI in der Praxis

Im besten Fall und bei günstigen Gesamtumständen kann die Schweißbildung auf ein natürliches Niveau reduziert werden. Die Wirkung setzt im positiven Fall nach einer 10-20maligen Anwendung ein. Zu beachten bleibt, dass bei der Behandlung von derart sensiblen Hautbereichen wie den Achseln übereinstimmend Pulsstrom empfohlen wird.

Kritiker führen an, dass die LWI im Achselbereich weniger effektiv ist, da die Schwämme keinen engen Hautkontakt herstellen können im Gegensatz etwa zum einfachen Ablegen der Hände oder Füße in eine mit Wasser befüllte Behandlungswanne.

22.3 LWI im Rückenbereich

Durch sich lediglich in der Größe variierende spezielle Rücken- und Nacken-Applikatoren besteht zudem die Option, auch diese von einer Hyperhidrosis betroffenen Hautareale mit einer LWI zu therapieren. Rücken oder Nacken lassen sich mit diesem Zubehör gezielt und flächig behandeln. Durch lange Klettbänder wird eine flexible und sichere Fixierung an der betroffenen Körperstelle sichergestellt.

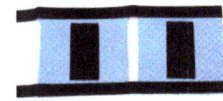

Zubehör für die Anwendung an Rücken/ Nacken

Gerade im Zusammenhang mit dem postoperativen Phänomen des kompensatorischen Schwitzens, einer häufig auftretenden Nebenwirkung der transthorakalen Sympathektomie, sollte diese Behandlung durchaus in Erwägung gezogen werden. Bei diesem Phänomen wird davon ausgegangen, dass ein thermoregulatorischer Mechanismus für das Übermaß an kompensatorischem Schweiß ursächlich sein dürfte. Die Schweißdrüsen versuchen den verminderten Anteil des sekretorischen Gewebes zu kompensieren. Hierdurch schwitzen Betroffenen dann an den nicht operativ denervierten Hautarealen wie etwa im Bereich des Rückens.

23 Simultanbehandlung

Gleichzeitige Behandlung von Händen und Füßen

Die Simultantherapie bei der LWI ist eine spezielle Therapieform, die eine gleichzeitige Behandlung von Händen und Füßen bei Vorliegen einer palmoplantaren Hyperhidrosis ermöglicht. Ob eine solche Paralleltherapie möglich ist hängt von der speziellen Beschaffenheit des LWI-Gerätes ab und der Frage, mit welchen Stromstärken therapiert werden kann. Grundsätzlich bedarf es nämlich einer höheren Stromstärke bei dieser Behandlungsmodifikation, da hier infolge der Erweiterung des Stromkreislaufes der Flächenstrom mitentscheidend ist. Der durch die Dosis eingestellte Strom verteilt sich bei simultaner Behandlung auf eine größere Fläche, die zudem noch unterschiedlich beschaffen ist, wie etwa die Hautdicke an Händen und Füßen.

Stromkreislauf verlängert wird. Eine Therapie mit unterschiedlicher Spannung ist in der Regel nicht möglich. Daher gilt diese Simultantherapie dann meist für ein Behandlungsareal (Hände, Füße oder Achseln) als ineffektiver. Bei der gleichzeitigen Behandlung von Händen und Füßen kommt es zu Einbußen der Wirkungsintensität.

Für diese Spezialbehandlung bedarf es Zubehör in Form zusätzlicher Behandlungswannen sowie auch eines sogenannten DUO-Kabels, mit dessen Hilfe jeweils zwei Elektroden verbunden werden. Der wesentliche Vorteil der simultanen LWI liegt in der Zeitersparnis. Statt mühselig für beide Therapiezonen zweimal eine Sitzung abzuhalten, können Hände und Füße simultan iontophoretisch versorgt werden.
Auch in diesem Zusammenhang ist wiederholt auf die Individualität der Therapie einzugehen. Einen Versuch im Falle des Vorliegens einer palmoplantaren Hyperhidrosis ist die Simultanbehandlung aber allemal wert. Zu empfehlen ist diese Behandlungsform nur, wenn Hände und Füße mit der gleichen

Stromform, Voltzahl und Behandlungsdauer therapiert werden sollen. Die Einstellung unterschiedlicher Behandlungsparameter ist in diesem Verfahren nicht möglich.

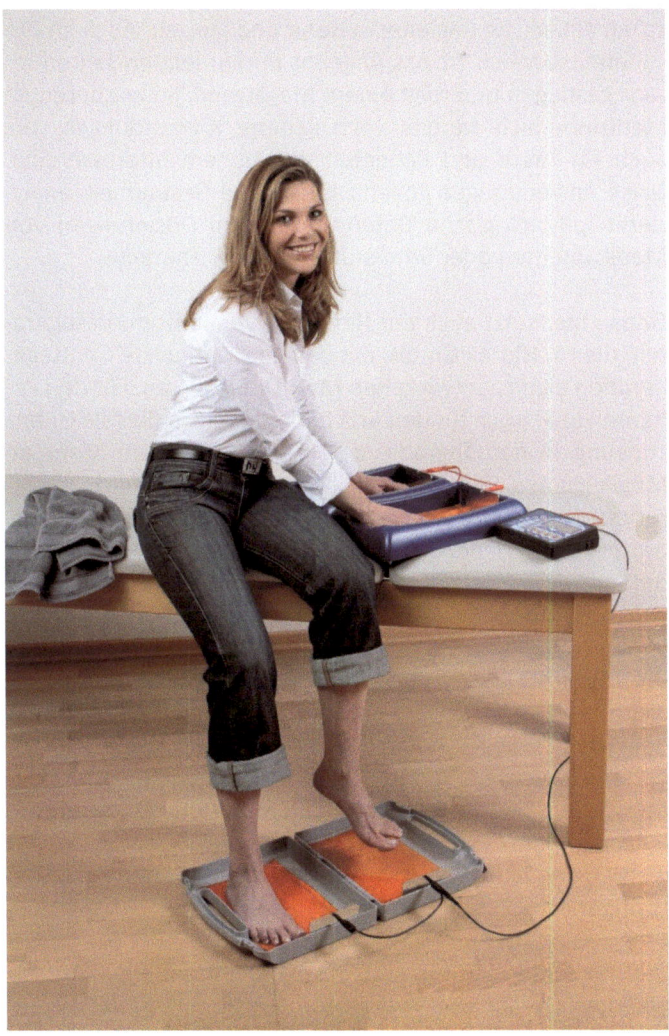

*Abbildung 18: Die Simultanbehandlung, gleichzeitiges Therapieren von
Händen und Füßen bei palmoplantarer Hyperhidrosis*

24 App-Unterstützung bei der LWI

Softwareanwendungen für Mobiltelefone und Tablets, die sogenannten Applikationen oder kurz «Apps» sind inzwischen alltägliche Begleiter in Beruf und Freizeit. Auch im Gesundheitsbereich ist das Angebot in den letzten Jahren rasant gestiegen und folgt einem Megatrend. So existieren im Medizinbereich bereits verschiedene Anwendungen, die auch für Ärzte und Patienten von hohem Interesse sind. Diese Anwendungen geben z.b. Tipps zu Gesundheit, analysieren physiologische Daten, berechnen Dosierungen von Medikamenten oder unterstützen bei der Therapie.

AppStore Integration in Vorbereitung

Genau hier setzt auch der Hersteller von Iontophoresegeräten, die Fa. Hidrex GmbH, mit der für die neueste Gerätegeneration eigens entwickelten **MyHIDREXApp** an. Für den Patienten aber auch für den Arzt bedeutet diese digitale Unterstützung in der Therapie der Hyperhidrosis ein Mehr an Möglichkeiten und Komfort. Diese App ist zugleich Steuerungssoftware und interaktiver Bestandteil im Behandlungsprozess der LWI. Bei der **MyHIDREXApp** handelt es sich nicht um eine reine Standalone-Software, sondern um ein Unterstützungsprodukt.

Die **MyHIDREXApp** ermöglicht eine Verbindung über Bluetooth zwischen Software und den unterstützten Gerätemodellen. Über die App kann die Bedienung der Geräte einfach gesteuert werden. Zudem lassen sich Behandlungsparameter wie Zeit, Dauer, Dosis und Stromart intuitiv anpassen. Ein automatischer Polaritätswechsel kann ein-/ausgeschaltet werden und individuelle Profile lassen sich für den Patienten konfigurieren.

Des Weiteren sind für die Zukunft ergänzende Funktionen wie das Erstellen von Therapieprotokollen und Kundensupport über die Applikation in Planung. Auch eine Sprachsteuerung soll die Therapie wesentlich vereinfachen und ergänzen.

Vorteile einer App-Steuerung

> Erweiterte und intuitive Gerätebedienung   *derzeit noch in der
> Sprachsteuerung*   Entwicklung
> Supportmöglichkeiten via App zur Therapieoptimierung*
> Erstellung von Therapieprotokollen*

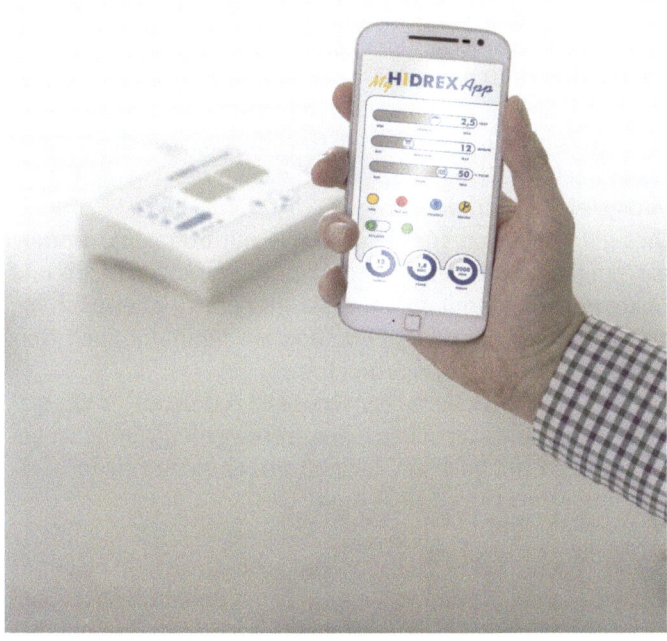

Abbildung 19: Steuerung des Iontophoresegerätes über die MyHIDREXApp

Über diese Appsteuerung wird Betroffenen und Behandlern ein hohes Optimierungs- und Vereinfachungspotential zur Verfügung stehen. Viele Parameter, die in der Vergangenheit nur mit entsprechendem Aufwand oder über Umwege justierbar waren, sind durch diese Innovation unmittelbar verfügbar und steuerbar geworden. Das Leistungs- und Wirkungsspektrum der LWI wird sich durch diese revolutionäre Weiterentwicklung zusätzlich erhöhen.

25 Die Frage der Rezidivität

Ein Rezidiv beschreibt das Wiederauftreten einer Krankheit oder eines Symptoms nach einer Behandlung, die vorübergehend abgeheilt war und umfasst somit die Rückfall- oder Rückschlagwahrscheinlichkeit in das ursprüngliche Krankheitsbild.

Gerade bei der Behandlung einer Hyperhidrosis stellt sich bei vielen Therapieoptionen, ob nun konservativer, systemischer, physikalischer oder operativer Art, die berechtigte Frage, ob das vermehrte Schwitzen nach einer zeitweiligen Besserung oder manifestierten Normhidrosis wieder auftritt, sei es nach Absetzen oder Ausschleichen der Therapie oder infolge einer Therapieresistenz.

Dies gilt besonders für die Therapie mit Botox-Injektionen, die Saugkürettage bei axillarer Hyperhidrosis, die Laser- und Mikrowellenbehandlung im axillaren Bereich aber auch bei gravierenden operativen Eingriffen am sympathischen Nervensystem wie der Sympathektomie.

Kompensatorisches Schwitzen

Bei letztgenannter Verfahrensweise ist zudem die Problematik des kompensatorischen Schwitzens vordergründig. In gewisser Art somit auch ein Rückfall, nur eben nicht in lokal rezidivierter Form.

Bei der Therapie des übermäßigen Schwitzens sind nicht nur die möglichen Nebenwirkungen einer Behandlung zu berücksichtigen. Die Erfolgsquoten der jeweiligen Therapiemethoden in initialer Phase liegen im Durchschnitt bestenfalls bei 70 Prozent, meist sogar deutlich niedriger. Falls sich ein therapeutischer Erfolg einstellen sollte, ergibt sich zudem die Frage, wie lange dieser vorhalten wird.

Bei manchen Therapieverfahren sind bedauerlicherweise sehr hohe Rückfallquoten beschrieben, über die von Vertretern der therapeutischen Fachrichtung gern hinweggesehen wird.

Auch im therapeutischen Kontext der LWI bei Indikation Hyperhidrosis stellt sich berechtigterweise die Frage, ob die

Symptome des Schwitzens an den behandelten Hautarealen wieder Auftreten, wenn die Behandlung abgebrochen, beendet, die Behandlungsintervalle verändert werden oder ob schon während einer laufenden physikalischen Therapie ein Rezidiv auftritt.

Rezidive sind nach Aussetzen der LWI die Regel. Insofern gilt die LWI auch als Daueranwendung, die nach ambulanter Durchführung in der Erhaltungstherapie fortgeführt werden muss.

Zur Aufrechterhaltung des therapeutischen Optimums wird die Therapieform dauerhaft oder sogar ein Leben lang angewandt werden müssen, auch wenn die Anwendungsintervalle zunehmend vergrößert werden können. Überdies haben Untersuchungen bestätigt, dass sich bei der LWI-Therapie keine Resistenz entwickelt.

26 Investition in Gesundheit

Sollte die LWI-Therapie für Betroffene in die engere Behandlungswahl kommen oder als medizinische Indikation vom Arzt oder speziell von einem Dermatologen verordnet werden, wird man sich früher oder später auch mit der Frage beschäftigen müssen, wer die Kosten einer solchen Behandlung trägt.

Das ganze Thema Krankenkassen und Kostenübernahme von Iontophoresegeräten ist eine zeitraubende, leidige und oftmals ärgerliche Diskussion. Die meisten Hersteller unterstützen bei der Kostenbeantragung und haben Erfahrungen im Umgang mit den Krankenkassen.

Im deutschen Gesundheitssystem gibt es die beiden großen Säulen der gesetzlichen und der privaten Krankenversicherung. In Relation betrachtet sind mehr als 73,36 Millionen Bürger Mitglieder in der gesetzlichen Krankenkasse, der GKV. Hierzu zählen aktive wie auch beitragsfrei mitversicherte Mitglieder. Die Zahl der privat Krankenversicherten (PKV) hingegen liegt bei knapp 8,73 Mill. Versicherten deutlich niedriger (statistische Anzahl der Versicherten in 2020).

Gesetzliche Krankenversicherungen (GkV)

Beantragung über die GKV

Iontophoresegeräte gehören beim Vorliegen definierter Voraussetzungen zum Leistungsumfang der gesetzlichen Krankenkassen. Die genauen Indikationen für eine Kostenübernahme sind im sogenannten Hilfsmittelverzeichnis konkretisiert und definiert.

LWI im Hilfsmittelverzeichnis der Krankenkassen

Das Hilfsmittelverzeichnis unterscheidet zwischen LWI-Geräten mit konstantem Strom sowie Geräten mit gepulstem Strom. Im GKV-Hilfsmittelverzeichnis findet man Angaben zur LWI unter der Produktgruppe Elektrostimulationsgeräte (09), Anwendungsort Haut (30) und in der Untergruppe «Monophasische Elektrotherapiegeräte bei Hautfunktionsstörungen».

Hier wird schließlich bei den Produktarten unterschieden in die LWI zur Behandlung der Hyperhidrosis mit Konstantstrom und die LWI zur Behandlung mit gepulstem Strom.

Das Hilfsmittelverzeichnis ist im Internet abrufbar unter www.rehadat-gkv.de. Neben einer grundsätzlichen Beschreibung zur Anwendung findet sich zudem der Indikationshinweis in den Ausführungen des Verzeichnisses.

Diesem Hinweis folgend ist die LWI zur Behandlung bei

- Hyperhidrosis manum (Handschweiß)
- Hyperhidrosis pedum (Fußschweiß)
- Hyperhidrosis axillaris (Achselschweiß)

indiziert, sofern andere konservative Maßnahmen keinen ausreichenden Therapieerfolg gezeigt haben. Die Indikationsstellung sollte vor der Verordnung zunächst endokrinologisch, dermatologisch und ggf. auch im Rahmen einer psychiatrischen Exploration abgeklärt werden.
Auch die Kontraindikationen und Anwendungseinschränkungen der LWI werden in diesem Hilfsmittelverzeichnis aufgeführt, auf die an dieser Stelle aber nicht wiederholt eingegangen werden soll, da hierzu ausführlich im Abschnitt Nebenwirkungen Bezug genommen wurde.

Die Verordnung eines Gerätes setzt grundsätzlich eine positive Erprobung im Patientenalltag voraus. Bei Erfolg ist in der Regel frühestens vier Wochen nach Erstanwendung eine Dauerverordnung erforderlich.
Es ist zu beachten, dass neben der Aufklärung über das Behandlungskonzept die medizinische Einweisung (z.B. Parametereinstellungen) unter ärztlicher Anleitung stattfinden sollte. Die Einweisung in die Handhabung und Bedienung des Gerätes sollte durch eine vom Hersteller geschulte oder autorisierte Person erfolgen. Dies kann auch der behandelnde Arzt sein. Dieser müsste die zeitaufwändige Behandlung mit einem kostspieligen Gerät nahezu gebührenfrei erbringen, falls er über ein Iontophoresegerät verfügen sollte.

Deshalb besitzt auch kaum ein Hautarzt ein solches Gerät, da er bei jeder Behandlung Personal, Räume und Gerätekosten aus eigenem Budget finanzieren müsste. Einige Ärzte empfehlen die Behandlung allerdings als Selbstzahlerleistung in einem praxisassoziierten Institut. Sollte dort der Erfolg der Behandlung bestätigt werden, so kann der Arzt eine entsprechende Bescheinigung ausstellen, damit die Kassen die Kosten für ein Heimgerät übernehmen.

Leistungsanträge sind bei der jeweils zuständigen Krankenkasse zu stellen. Der effizienteste Weg der Antragstellung ist der über den Geräteanbieter. Dieser kennt in der Regel die Besonderheiten der jeweiligen GKV und die bestehenden Verträge (z.b. Kauf oder Miete) und muss ohnehin einen Kostenvoranschlag erstellen. Die ärztliche Verordnung kann daher vom Patienten direkt an den Geräteanbieter weitergereicht werden.

Sollten die Antragsunterlagen nicht vollständig sein oder eine Begutachtung notwendig werden, wird bei vielen Kassen der Medizinische Dienst der Krankenkassen (MdK) befragt. Von einigen Kassen ist bekannt, dass ausschließlich Verordnungen über einen Dermatologen anerkannt werden. Immer häufiger werden die Geräte nicht mehr gekauft, sondern beim Hersteller (Versorger) von den GKV geliehen und für Zeiträume von 2 Jahren dem Versicherten zur Verfügung gestellt. Dies erfolgt im Rahmen der sogenannten Versorgungspauschalen.

In dem Antragsformular der entsprechenden Produktgruppe ist die Art und Weise der Nachweisführung beschrieben und angegeben, welche Dokumentationen beizubringen sind. So sind u.a. Angaben zur Gerätesicherheit und Funktionstauglichkeit, Qualitätsanforderungen zu Nutzungsdauer, Angaben zum medizinischen Nutzen, Produktinformationen, indikations-/einsatzbezogene Qualitätsanforderungen im Antragsverfahren auszuweisen. Nahezu alle Hersteller von LWI-Geräten halten hierfür speziell vorbereitete Antragsformulare bereit, die im Bedarfsfall eine schnelle Verordnung in die Wege leiten und alle o.g. Verordnungsvoraussetzungen erfüllen.

Mit nahezu allen GKV bestehen inzwischen entsprechende Versorgungsverträge bzw. Bewilligungsverfahren per Kostenvoranschlag. Bei den gesetzlichen Krankenkassen ist zudem ein Zuzahlungsbetrag, derzeit in Höhe von 10,- €, zu erbringen. Sollte die Krankenkasse die Genehmigung nur für ein Gleichstromgerät erteilen, so kann über einen Eigenanteil die Umrüstung zum Pulsstromgerät veranlasst werden.

Private Krankenversicherungen (PKV)

Anders gestaltet sich die Erstattungsfrage bei den privaten Krankenversicherungen. Laut dem Gemeinsamen Bundesausschuss (G-BA) werden unter den Begriff Heilmittel alle «medizinischen Dienstleistungen» gezählt, die von Vertragsärzten verordnet und von speziell ausgebildeten Therapeuten erbracht werden können. Zu diesen Heilmitteln zählen auch Maßnahmen der physikalischen Therapie und hierunter fällt dann wiederum die LWI.

Inwieweit Heilmittel bei Privatpatienten erstattet werden, ist den allgemeinen Versicherungsbedingungen und den Bestimmungen des jeweiligen Tarifs zu entnehmen. In der Regel ist in den Tarifbeschreibungen ein geschlossenes Heilmittelverzeichnis mit einer Liste der erstattungsfähigen Mittel und den entsprechenden Höchstsätzen enthalten. Letztere liegen meist über den Sätzen der gesetzlichen Krankenversicherung (GKV). Werden dagegen Therapieformen beansprucht, die nicht im Verzeichnis aufgelistet sind, muss der Versicherte selbst für die entstandenen Kosten aufkommen. Dies ist in der Regel der Fall, wenn die Behandlungen als nicht medizinisch notwendig gelten bzw. der positive Einfluss auf die Heilung nicht nachgewiesen ist. Aber auch der Kulanzweg ist hier nicht ausgeschlossen. Ein offener Katalog ohne Beschränkungen liegt dagegen nur selten bei sehr leistungsstarken Tarifen vor.

In dem Kontext der Kostendiskussion und Erstattungsfrage ist anzumerken, dass man sich zunächst darauf einstellen sollte, die Aufwendungen der Elektrotherapie, im engeren Sinne somit die Anschaffungskosten eines LWI-Gerätes,

Antragsverfahren bei der PKV

selbst zu verauslagen. Im Gegensatz zur GKV reicht der Patient den Kostenvoranschlag hier selbst vor oder nach der Versorgung zur Rückerstattung der Kosten bei seiner Versicherung ein. In Deutschland besteht grundsätzlich die Bereitschaft der Leistungsträger, die Gerätekosten zu übernehmen. Manche Versicherer übernehmen häufig aber nur das medizinisch Notwendigste und damit das günstigste Gleichstromgerät. Pulsstromgeräte werden nur in ärztlich begründeten Ausnahmefällen (besondere Stromempfindlichkeit, Kinder o.ä.) genehmigt. Für neueste Modelle mit Pulsstrom oder variablen Pulsstrom muss der Versicherte häufig einen Eigenanteil für dieses «Upgrade» leisten.

Es handelt sich bei der Iontophorese um eine durchaus kostenerschwingliche Therapie mit positiven gesundheitlichen Perspektiven für Betroffene. Vergleicht man die Aufwendungen dieser konservativen Therapie mit den Kosten operativer Verfahren, die nicht selten in Privatkliniken aus eigener Tasche finanziert werden müssen, so relativiert sich die Kostenfrage recht schnell. Und eins sollte ebenfalls nicht unberücksichtigt bleiben:

Viele Hersteller bieten Testphasen, Leihgeräte und Try-Out-Verfahren mit Kostenrückerstattungsoption, sodass Betroffene nicht gleich unwiderruflich hohe Anschaffungen zu tragen haben ohne die Gewissheit des therapeutischen Erfolges. Einige Hersteller erstellen im Anschluss an eine erfolgreiche Initialphase auch den Kostenübernahmeantrag für Betroffene bei der zuständigen Krankenkasse oder Krankenversicherung.

Demgegenüber ist es kaum möglich und durchführbar, eine kostspielige Operation rückgängig zu machen. Dieser gravierende und gewichtige Vorteil der LWI-Therapie wird bei Kalkulationen und Kostendiskussionen gern außer Acht gelassen.

27 Wege zur Kostenerstattung

Die Notwendigkeit der Attestierung einer Heimtherapie mit einem Iontophoresegerät erfolgt durch Ihren Arzt oder Dermatologen. Auf dem Attest oder bei der Rezeptierung sollte das entsprechende Gerät, das im Rahmen einer Beratung für Sie auserwählt wurde, aufgeführt werden. Zur Unterstützung dieses Verfahrens bieten viele Hersteller vorgefertigte Formulare zur Kostenübernahme. Im Anhang des Buches finden Sie exemplarisch ein solches Antragsformular des Herstellers Hidrex GmbH.

Das LWI-Gerät kann nun geordert werden und die Kosten sind zunächst zu verauslagen. Ein vom Arzt ausgefertigtes Rezept sollte dann mit der Geräterechnung bei der Krankenkasse eingereicht und eine Kostenübernahme beantragt werden. Rechnet eine Kasse nicht über Privatkonten ab, so bieten einige Gerätehersteller die Übernahme des Abrechnungsprozesses als Serviceleistung für den Kunden an und überweisen diesem im Nachgang das ausgelegte Geld.
Vorteil dieses Verfahrens ist, dass Sie das Gerät sofort erhalten und noch im Rahmen häufig angebotener Geld-zurück-Garantien (nicht selten 6-8 Wochen) den Erfolg testen und den Nachweis der Therapieeffizienz für die Kasse erbringen können. Auf diese Weise kann man sich die Initialphase und viele Wege und Kosten zum Arzt ersparen.

Der zweite Weg der Beantragung erfolgt wie gewohnt mit der Vorlage des Formulars der Kostenübernahme, der Ausfertigung eines ärztlichen Attestes oder eines Rezeptes bei ihrem Arzt. Anschließend wird die ärztliche Ausfertigung dem Hersteller übersandt. Im Idealfall sollte dieser bereits das gewünschte Gerät auf Formular, Attest oder Rezept vermerkt haben, um dies beim Kostenvoranschlag berücksichtigen zu können.
Der Hersteller stellt im Anschluss bei der Krankenkasse den Kostenübernahmeantrag und wird versuchen, eine komplette oder zumindest teilweise Kostenerstattung (Ziel 100%) zu erzielen.

In der Regel wird dieser Antrag auf Kostenübernahme innerhalb von 10-14 Tagen bearbeitet.

Darüber hinaus verlangen die Kassen immer auch einen Erfolgsnachweis. Ohne diesen Nachweis zahlt in der Regel keine Kasse.
Bei manchen Kassen haben die Hersteller mittlerweile direkte Ansprechpartner, sodass dies den Weg der Kostenübernahme im Normalfall positiv beeinflusst.
Zusammenfassend lässt sich somit feststellen, dass die Krankenversicherungen in Deutschland in der Regel die Kosten für die Bereitstellung eines LWI-Gerätes zur Behandlung einer Hyperhidrosis in Heimtherapie übernehmen, wenn nachfolgende Voraussetzungen erfüllt sind:

- Vorliegen einer ärztlichen Verordnung
- Wirksamkeitsnachweis, die der behandelnde Arzt nach erfolgreicher Testphase ausstellt.

Negativer Kostenbescheid – was tun?

In beiden vorgenannten Verfahren der Antragstellung gibt es keine Garantie einer Kostenübernahme. Neben der Tatsache, dass viele Kassen dem allgemeinen Sparzwang unterliegen, gibt es hierfür weitere Gründe. Nicht selten bleibt die Entscheidung des Sachbearbeiters auch immer eine Einzelfallentscheidung mit Ermessenspielraum.
Vielfach kennen manche Kostenträger das Verfahren der Iontophorese als Therapieform auch gar nicht und man scheut die Anschaffungskosten. Bei einigen Kassen scheint auch noch immer das Verständnis für die Krankheit Hyperhidrosis, obwohl längst anerkannt und auch mit Diagnoseziffer versehen, gänzlich zu fehlen.

Versicherte können sich gegen Entscheidungen ihrer Krankenkasse jedoch mit einem Widerspruch zur Wehr setzen und müssen einen Negativbescheid nicht einfach so hinnehmen.

Option des Widerspruchs nach Ablehnung

Die ablehnende Entscheidung einer Krankenkasse ist rechtlich ein Verwaltungsakt. So nennen Juristen vereinfacht ausgedrückt die Entscheidungen von Behörden gegenüber den Bürgern. Betroffene können sich mit einem Widerspruch gegen einen solchen Verwaltungsakt wehren. Im Widerspruchsverfahren wird dann noch einmal überprüft, ob die Kasse nicht doch die Kosten für eine beantragte Leistung (vorliegend die Kostenübernahme für ein LWI-Gerät) übernehmen muss.

Einen Widerspruch einzulegen ist einfach, bedarf keiner anwaltlichen Unterstützung und ist nicht mit Kosten verbunden.

Formell hat der Versicherte zwei Möglichkeiten. Entweder geht er zur Filiale der Krankenkasse und sagt vor Ort, dass er «zur Niederschrift» widersprechen möchte. Die Krankenkasse muss einen solchen mündlichen Widerspruch zu Protokoll nehmen. Ein Anruf bei der Kasse reicht dagegen auf keinen Fall. Üblich ist allerdings der schriftliche Widerspruch in Form von Brief oder Fax. Eine schlichte E-Mail reicht hingegen aufgrund der fehlenden Unterschrift noch immer nicht aus.

Ein besonderes Formular ist für den Widerspruch nicht nötig. Der Widerspruch muss noch nicht einmal begründet werden. Allerdings erhöht eine gute und detaillierte Begründung die Erfolgschancen. In einem Widerspruchsschreiben sollte noch einmal ausführlich dargelegt werden, warum das LWI-Gerät zur Heimtherapie erforderlich ist. Auch der Hinweis, dass bislang eingeschlagene Therapiewege zu keinem Erfolg geführt haben, ist mit entsprechendem Beleg von gewichtigem Vorteil.

Einen Widerspruch zu formulieren ist keine große Sache. Wichtig ist nur, dass man im Beschwerdebrief sachlich zum

Ausdruck bringt, dass man sich gegen das «Nein» der Kostenübernahme wehren möchte und eine nochmalige Sachüberprüfung wünscht.

Frist beim Widerspruch beachten Formell wichtig ist, dass ein Widerspruch rechtzeitig an die Krankenkasse geschickt wird. Die Frist dafür beträgt einen Monat. Die Zeit läuft ab dem Moment, wo der schriftliche Ablehnungsbescheid der Krankenversicherung eingeht.

Wer die Frist ohne Schuld versäumt hat, etwa weil er im Urlaub war, als die Post kam, sollte das der Krankenkasse sofort mitteilen und umgehend Widerspruch erheben. Die Beschwerde muss dann ausnahmsweise trotz Fristablauf berücksichtigt werden.

Ist der Widerspruch pünktlich eingelegt, prüft zunächst die Krankenkasse selbst noch einmal ihre Entscheidung. Bleibt die Kasse bei ihrem Nein, so geht der Widerspruch zur Widerspruchsstelle.

In diesem Gremium sitzen Repräsentanten der Versicherten und der Arbeitgeber. Der Ausschuss trifft eine Entscheidung über die umstrittene Leistung und teilt die Antwort der Beschwerdeführerin in einem Widerspruchsbescheid schriftlich mit.

Der Widerspruchsausschuss kann nun zugunsten des Antragsstellers entscheiden oder aber die Kostenübernahme weiterhin ablehnen.

Im letzteren Fall wäre als Folgeschritt noch der Klagegang zum Sozialgericht möglich. In einem negativ beschiedenen Widerspruch ist vermerkt wie, wo und innerhalb welcher Frist der Betroffene Klage einreichen kann. In der Regel muss die Klage innerhalb eines Monats beim Gericht eingehen. Eine Jahresfrist gilt nur dann, wenn der Versicherte im Widerspruchsbescheid nicht korrekt über seine Rechte aufgeklärt worden ist.

Das Verfahren vor den Sozialgerichten ist für den Bürger generell kostenlos. Die Gerichtsgebühren und die Kosten des Gegners – also der beklagten Krankenkasse – müssen vom Versicherten auch dann nicht erstattet werden, wenn er im

Verfahren unterliegt. Allerdings bleibt er bei einer Niederlage auf den eigenen Kosten sitzen, wenn er keine entsprechende Rechtsschutzversicherung hat.

Da die Verfahren vor den Gerichten oft sehr lange dauern, müssen Kläger dringend benötigte medizinische Hilfsmittel zunächst selbst bezahlen. Die Krankenkasse muss dem Versicherten das Geld zurückerstatten, wenn sie den Prozess verliert.

Schlichtungsalternative Bundesversicherungsamt

Neben Widerspruch und Klage haben Versicherte die Möglichkeit, sich wegen eines Fehlverhaltens ihrer Kasse an das Bundesversicherungsamt zu wenden. Diese Aufsichtsbehörde kann die Kasse zu einer Änderung ihrer Entscheidung zwingen.

Außerdem kann jeder Versicherte bei seiner Krankenkasse einen neuen Antrag auf Kostenübernahme stellen. Das ist aber nur dann sinnvoll, wenn sich im Vergleich zum ersten Antrag neue Aspekte ergeben haben.

28 Häufig gestellte Fragen

Im Rahmen der LWI-Behandlung zur Therapie einer Hyper-hidrosis tauchen wiederholt sehr spezifische und vor allem individuelle Fragen auf, die nicht immer von therapievertrau-ten Fachkräften beantwortet werden können. Viele dieser Fragen ergeben sich meist erst im Verlauf der praktischen Anwendung. Genau aus diesem Grund schließt sich im Folgenden eine Auflistung häufiger Problemdiskussionen rund um diese spezifische Therapie an.

> **Wie geht man mit Hautwunden, Schürfungen, Kratzern oder sonstigen Hautdefekten um? Kann und darf man eine LWI-Therapie trotzdem durchführen?**

Vaseline mit proba-ter Schutzfunktion

Hautabschürfungen, Nagelbettverletzungen, Risse, Schnitt-wunden und andere Verletzungen sollten vor der Behand-lung mit einer Fettsalbe wie Vaseline abgedeckt werden, um Reizungen und Brennen zu vermeiden. Jegliche Verletzungen im Bereich der mit Strom behandelten Hautoberfläche soll-ten durch Abdecken oder Abcremen isoliert und somit ge-schützt werden, da an diesen Hautdefekten der Widerstand am geringsten ist und der Strom hier bis hin zur Entstehung von Strommarken den Therapieprozess negativ beeinflussen kann. Besonders empfindlich ist die Haut zwischen den Fin-gern. Hier kann es schon bei relativ geringen Stromstärken zu Missempfindungen kommen.
Die schützende Vorbehandlung mit Fett führt zu einer hohen Widerstandsfähigkeit der behandelten Hautzone, die Perme-abilität der Haut sinkt.

Bei einer Therapiedurchführung ohne Bedeckung derartiger Hautdefekte können somit Schmerzempfindungen auftre-ten, da der Strom dort am intensivsten einfließt. Durch das dickflächige Bedecken mit handelsüblicher Vaseline können diese Schmerzempfindungen reduziert werden, so dass man auf diese Weise nicht auf die Therapie verzichten muss. Die Folge ist eine Undurchlässigkeit des Stromflusses an diesen vorbehandelten Stellen und eine Minimierung des Schmerz-empfindens. Wie bereits an anderer Stelle erwähnt, sollte auch der Wasserspiegel in den Behandlungswannen die Na-gelbetten freilassen, da es infolge von Microtraumen gerade hier schnell zu unliebsamen Schmerzempfindungen kom-men kann.

Wenn der Hautbereich an der Wasseroberfläche empfindlich auf die Iontophorese reagiert, ist auch dieser Bereich spar-sam mit Vaseline abzudecken. Zur Linderung aufgetretener Hautirritationen wird eine einfache 1%ige Hydrocortison Salbe empfohlen.

Kann man die LWI-Therapie durch eine Vorbehandlung der Haut grundsätzlich effizienter gestalten?

Gerade die zu behandelnden Hautbereiche wie Handinnen-flächen oder Fußsohlen sind von einer starken Hautschicht geprägt. Da die Haut an Händen und Füßen am häufigsten mechanisch beansprucht wird (Evolution) ist dort auch die Hautdicke am stärksten ausgeprägt.

Die Folge ist ein hoher Hautwiderstand, der eine hohe Stromintensität bei Anwendung voraussetzt, um einem zu-friedenstellenden Behandlungserfolg nahe zu kommen. Un-ter Zuhilfenahme einer Hornhautbürste oder eines harten Schwammes kann die Haut vorbehandelt und geschmeidig weich gemacht werden, sodass der Hautwiderstand redu-ziert und in der Folge auch eine optimale Behandlung mit ge-ringerer Stromstärke möglich wird.

Sollte die Haut nach der Behandlung übermäßig trocken sein, wird die Nachbehandlung durch Auftragung einer Feuchtigkeitscreme empfohlen.

Ist warmes Wasser als Medium vorteilhafter?

Bezüglich der Wirksamkeit der LW-Iontophorese ist es grundsätzlich egal, ob man die Behandlungswannen mit kaltem oder warmem Wasser befüllt. Warmes Wasser oder besser noch lauwarmes Wasser ist im Behandlungsverlauf für den Anwender natürlich angenehmer. Der thermische Effekt wird als komfortabler erfahren.

Es kursieren unbestätigte Theorien, dass der Hautwiderstand bei der Anwendung warmen Wassers geringer ausfällt, da sich die Poren schneller öffnen und somit gleichwohl eine Effektivitätssteigerung der Behandlung einstellt. Dies ist jedoch in Studien nie untersucht bzw. bewiesen worden.

Wann setzt die Wirkung der Iontophorese ein?

Die Frage der Wirksamkeit der Iontophorese ist individuell und hängt von einer Vielzahl separater Parameter und externen Faktoren ab. Hier spielen vor allem die Stromstärke, die Behandlungszeit sowie die Behandlungsfrequenz eine ganz entscheidende Rolle. Maßgeblich in diesem Zusammenhang ist natürlich auch die Intensität und Gestaltung des Krankheitsbildes.
Die Wirkschwelle eines jeden Patienten/Betroffenen ist daher als einzigartig anzusehen. Insofern lässt sich diese Frage nicht undifferenziert beantworten.
Nach etwa 10 – 20 Behandlungen sollte in der Regel aber eine spürbare Besserung eintreten. In der Anfangsphase sollte die LWI zunächst jeden oder jeden zweiten Tag erfolgen. In der daran anschließenden Erhaltungsphase kommt es zu großen individuellen Unterschieden. Manche Betroffene müssen die Behandlung 3 x pro Woche durchführen, andere nur 2 x im Monat. Im Laufe der Zeit sollte der Patient dies selbst für sich analysieren können.

Wie hoch sollte die Stromstärke in der Initialphase einer Iontophorese-Therapie sein, um einen bestmöglichen Therapieeffekt zu erreichen?

Zu Therapiebeginn gleich mit einer extrem hohen Stromstärke anzusetzen wäre hier auf jeden Fall der falsche Ansatz. Der Strom sollte in Form eines subtilen Kribbelns immer leicht spürbar aber auf gar keinen Fall schmerzhaft sein.

Wie überhaupt im gesamten Therapieprozess der LWI so dürfen auch in dieser Adaptionsphase keine Schmerzen entstehen oder spürbar sein. Gegebenenfalls muss die Stromstärke zurückgefahren werden.

Ein «Weniger» ist in dieser Behandlungsphase dann oft effektiver als durch übertriebene und zu hohe Stromstärken Behandlungserfolge erzwingen zu wollen.

Die Behandlung hat an Effektivität verloren. Kann ein Defekt des Gerätes vorliegen?

Bei einem Verlust an Effektivität der Behandlung ist in den meisten Fällen die Verunreinigung der Elektroden die Ursache. Hier lagert sich nach Gebrauch Kalk an den Elektroden ab, der wiederum den Stromfluss behindert. Mit handelsüblichen Kalklösern oder auch mit Haushaltsmitteln wie Essig oder Zitronensäure können diese Ablagerungen entfernt werden und die Effektivität der Therapie stellt sich schnell wieder ein.

Die sensiblen Behandlungselektroden sollten nach jeder Behandlung mit klarem Wasser abgespült und mit einem weichen Tuch getrocknet werden.

Die voreingestellte Stromstärke wird vom Gerät nicht mehr erreicht. Was könnte die Ursache sein?

Zumeist ist hier an dem Gerät eine Strombegrenzungsfunktion aktiv, falls die Spannung nicht so hoch ansteigt, wie vor der Therapie eingestellt. Dies geschieht häufig dann, wenn der Widerstand bei sehr intensivem und starkem Schwitzen reduziert ist. In der Folge kann durch den leichteren Stromfluss der maximale Behandlungsstrom erzielt werden bevor die eingestellte Spannung erreicht wird. Durch die Aktivierung einer Strombegrenzungsfunktion erfolgt ein Schutz vor Verbrennungen und der Therapieeffekt bleibt gewahrt. Im weiteren Prozess der LWI-Therapie können dann bei einem Anstieg des Hautwiderstandes bei zunehmendem Einsatz der Trockenheit wieder höhere Spannungen angelegt werden.

Ist die Höhe des Wasserstandes entscheidend für den therapeutischen Verlauf?

Die Wannen sollten nur so hoch mit Wasser befüllt werden, dass die Handflächen und Fußsohlen sowie die Endglieder vom Wasser bedeckt werden. Die zu behandelnden und vom übermäßigen Schwitzen betroffenen Hautareale sollten mit dem Wasser als Leitungsmedium direkt in Kontakt stehen. Die Wirkungshöhe des Stromes geht hierbei leicht über die Wasserlinie hinaus und liegt in der Regel bei der LWI höher als die eigentliche Höhe der Wasserlinie. Daher ist ein zu hoher Wasserstand nicht erforderlich und eher kontraproduktiv.

Welches Leitungsmedium soll bei der Iontophorese genutzt werden?

Das Mittel der Wahl ist hier normales, unbehandeltes Leitungswasser. Die Behandlungswannen oder aber im Falle der Therapie mit Spezial-Applikatoren wie Axillarschwämme oder Spezialmasken bei der Gesichtstherapie, sollten mit Leitungswasser gefüllt bzw. durchnässt werden. Es dürfen weder Aqua destillata noch entionisiertes Wasser oder andere Zusätze verwendet werden, um den Effekt nicht zu gefährden oder Nebenwirkungen zu provozieren.

In manchen Gegenden mit besonders weichem Leitungswasser funktioniert die Iontophorese eventuell nicht zufriedenstellend. In diesem Fall sind nicht genügend Mineralstoffe oder Elektrolyte im Wasser enthalten, die den Strom durch das Wasser und in die Haut leiten. Meistens hilft der Insidertipp, einen Teelöffel Backpulver in das Wasser zu geben, um die Leitfähigkeit zu erhöhen. Auch der Versuch mit kohlensäurefreiem Mineral- oder Tafelwasser könnte bei nicht ausreichendem Leitwert Abhilfe schaffen.

Wie beeinflusst die Strompolung das Therapieergebnis einer LWI?

Prinzipiell hängt die Wirkung der LWI nicht von der Strompolung ab. Experimentelle Untersuchungen haben im Ergebnis eines optimierten Therapieschemas hervorgebracht, dass die Wirkung der Anode (positive Elektrode) im Therapieprozess wesentlich intensiver einsetzt, sodass in der Initialphase einer LWI-Therapie die Anode bis zum Erreichen der einseitigen Trockenheit (zunächst meist die dominante Seite) konstant gehalten werden sollte.
Erst anschließend erfolgt die Umlegung der Anode an die andere Seite, wo dann ebenfalls konstant durchtherapiert wird, bis auch hier ein zufriedenstellendes Ergebnis vorliegt.
In der sich anschließenden Erhaltungsphase sollte die Anode dann im Wechsel von Therapiesitzung zu Therapiesitzung angelegt werden. Man spricht in diesem Zusammenhang dann von der sogenannten Wechselpolung oder dem Polaritätswechsel. Ein Wechsel der Polarität kann durch einfaches Vertauschen der Elektroden erfolgen. Die Effektivität des Polaritätswechsels lässt sich bei beidseitigen Behandlungen wie etwa Hände, Füße oder unter den Achseln nutzen. Bei der LWI-Therapie im Gesicht hingegen sollte, aufgrund der höheren Wirkung, nur mit der Anode behandelt werden.

Geräte, die über eine automatische Funktion des Polaritätswechsels verfügen können die Stromrichtung im aktivierten Modus während einer Behandlungssitzung wechseln. Bei wenigen neueren LWI-Geräten lässt sich diese Funktion komfortabel aktivieren oder deaktivieren, ein umständliches Umpolen ist hier dann nicht mehr erforderlich. Ein weiterer Vorteil der automatischen Polaritätswechselfunktion ist, dass Betroffene selber gar nicht mehr darauf achten müssen, welche Polarität gerade genutzt wird.

Die Höhe der zu therapierenden Hautzone wird nicht vom stromleitenden Wasser erreicht

Ein solcher spezieller Fall ergibt sich häufig im Zusammenhang mit der LWI-Therapie der Füße, wenn sich der Schweiß hier auch bis zum Fußrücken oder sogar bis in Knöchelhöhe erstreckt.

Hier kann das Tragen einer einfachen Wollsocke bei Therapie der Füße oder im Falle der Behandlung an den Händen das Überstreifen eines dünnen Handschuhs empfohlen werden. Diese Stoffbedeckung muss aber mit Wasser durchfeuchtet werden, da sonst der Strom mit seiner Wirkungsentfaltung nicht an die zuvor unerreichbaren Hautpartien wie etwa Hand- oder Fußrücken heranreicht.

Kann man mit der Therapie der LWI bei zu langen Anwendungen Schäden hervorrufen?

Gerade zu Beginn der Therapie in der Phase der Initialisierung sollte man es auf keinen Fall mit der Dauer der Sitzungen übertreiben. Hier kann es dann schnell zum Effekt einer Übertherapie kommen mit den obligatorischen Nebeneffekten einer trockenen oberen Hautschicht mit schmerzenden Rissen und spröder Oberflächenstruktur.

Die darunter liegende Haut schwitzt allerdings weiter. Im Anwendungsprozess sollte man sich daher strikt an die einschlägigen Zeitvorgaben halten und Übertreibungen vermeiden, um solchen unerwünschten Phänomenen vorzubeugen.

Zwar sehnt jeder Betroffene den schnellen Effekt der Haut-trocknung herbei und meint es sicher gut mit Verlängerungen der Sitzungen und höheren Stromzufuhren, jedoch kann dieses Verhalten schnell zum Rückstand und -schritt im Behandlungsprozess werden.

Die von der Übertherapie gezeichnete Haut muss sich dann erst wieder regenerieren, nicht selten müssen hautschützende und -pflegende Maßnahmen zur Gegensteuerung angewendet werden.

Welche Nebenwirkungen können bei der LWI und auch bei der Langzeitbehandlung auftreten?

Es sind bisher keine schädlichen Nebenwirkungen bekannt, wenn die Anwendung vorschriftsmäßig durchgeführt wird.

Die Wirkung des Stroms ist für den Körper vollkommen unschädlich. Die Dosierung ist so niedrig, dass der Patient keine Schmerzen oder andere unangenehme Begleiterscheinungen während der Therapie spürt. Empfindsame Menschen nehmen höchstens ein leichtes Kribbeln wahr, das aber auf keinen Fall als störend oder sogar beängstigend empfunden wird.

Mögliche Nebenwirkungen sind ein Prickeln, Stechen und Brennen während der Therapiesitzung. In diesem Zusammenhang kann aber auch schnell ein positiver Gewöhnungseffekt eintreten. Durch die Adaption der zu behandelnden Körperpartien werden die Sensitivitätsstörungen dann für den Anwender mehr und mehr erträglich.

29 Iontophorese im Internet

Das Internet hat für viele Nutzer einen sehr hohen Stellenwert bei der Beschaffung von Informationen zu gesundheitlichen und medizinischen Themen. Dies geht aus einer Vielzahl von Studien hervor. Die Digitalisierung im Gesundheitswesen nimmt hierbei immer mehr an Fahrt auf.
Gesundheits-Apps auf Rezept, digitale Patientenakten, Videosprechstunden und eine bessere Vernetzung der Leistungserbringer im Gesundheitssystem sind die vordergründigen Themenfelder.

Gerade medizinische Apps sollen für Patienten sowie auch Ärzte eine sinnvolle Ergänzung in der Behandlung bieten, da über den Verlauf der Erkrankung unkompliziert informiert wird.
Der Patient von morgen wird bei all den digitalen Neuerungen weiterhin einen Arzt benötigen und je besser sich dieser künftig im digitalen Gesundheitswesen auskennen wird, desto vorteilhafter wird dies für den Patienten ausfallen.
Schon bei Vorstellung der LWI-begleiteten **MyHIDREXApp** wurden die Vorteile der Digitalisierung der Therapie zum Ausdruck gebracht. Behandlungsprotokolle, Erfolgskontrollen, Dokumentationen, Steuerungen oder digitale Berichtswesen sind nur einige wenige aufgeführte Vorteile der Digitalentwicklung dieser physikalischen Therapie. Der technischen Kreativität der Hersteller und Entwickler sind hier kaum Grenzen gesetzt. Diese bestimmen sich eher aus Gründen des Datenschutzes.

Auch die Informationsvielfalt von Webangeboten und Informationsquellen zu Hyperhidrosis befindet sich seit Jahren im stetigen und unaufhaltsamen Wachstum. Informationsgehalt und Qualität dieser Angebote unterscheiden sich jedoch recht gravierend. Neben einer großen Zahl allgemeiner Gesundheitsportale, die sich mit unterschiedlichen Symptomen und Therapien befassen und am Rande somit auch über Hyperhidrosis und die Iontophorese-Therapie aufklären, findet man auch einige wenige Webseiten, die sich dem Thema

Schwitzen oder sogar ganz speziell der Therapieform der LWI verschrieben haben.

Die Verlässlichkeit eines Informationsangebotes sowie die Quellen sind für einen Nutzer nicht immer ersichtlich und stellen daher meist nur eine erste Orientierung und Themeneinführung dar.

Im deutschsprachigen Raum findet man gerade von den Herstellern der Iontophoresegeräte neben Allgemeininformationen zur Therapie auch viele Hinweise, Tipps und Videoanleitungen.

Ferner finden sich im Netz auch einige Foren, die nützliche Ratschläge und Informationen speziell zur LWI bereitstellen. So existieren allgemeine Forenbereiche etwa über Hyperhidrose und Schwitzen, Erfolge im Umgang mit der LW-Iontophorese, allgemeines zur Elektrotherapie, Problemdiskussionen oder Erfahrungsberichte.
Diese teilweise sogar administrierten Foren, die sich ganz dem Thema Leitungswasser-Iontophorese widmen und Nutzern die Möglichkeit des themenbezogenen Informationsaustausches bieten, sind in ihrer inhaltlichen Darstellung weitaus objektiver.

Grundsätzlich sollte jeder Informationssuchende das angebotene Wissen kritisch hinterfragen, auf Authentizität prüfen und stets im Auge behalten, dass derartige Angebote keinesfalls Ersatz für eine ärztliche Beratung oder Behandlung sein können.

30 Anwendungsbericht der LWI

Der nachfolgende Erfahrungsbericht einer Betroffenen schildert eindrucksvoll den Leidensweg der Schwitzkrankheit mit all den psychosozial belastenden Faktoren, der händeringenden Suche nach therapeutischen Möglichkeiten bis hin zum Ausfindigmachen der LWI als effektive Behandlung, die individuell zu einer Steigerung der Lebensqualität führte. Die Betroffene stellte Ihre Erfahrungen bereitwillig für dieses Buch zur Verfügung.

«Schwitzen ist etwas ganz Natürliches, jeder schwitzt.»

Solche und ähnliche Aussagen höre ich seit Jahren, weswegen es immer leichter für mich war, dass Schwitzen und das damit einhergehende «Leid» vor anderen zu verstecken, als offen darüber zu sprechen.

Dass meine Art des Schwitzens nicht im Bereich des Normalen anzusiedeln ist, zeigte sich im zarten Alter von zwei Jahren. Bereits damals hinterließ ich mit meinen kleinen, nassen Füßchen Abdrücke auf dem Parkettboden. Umso älter ich wurde, umso mehr wurden auch meine Schweißhände zum Problem. In der Schule verschmierte ich meine eigene Schrift und lernte mir so eine etwas unnatürliche, verkrampfte Handstellung an, um diesem Problem entgegen wirken zu können. In der Pubertät kam schlussendlich auch das Schwitzen unter den Achseln dazu. Gerade in diesem Alter störte mich mein «Handicap» extrem. Während Freundinnen sich mit Themen wie dem ersten Freund, Händchenhalten und Tanzkursen beschäftigten, war es für mich wichtig, so wenig Aufmerksamkeit wie möglich auf mich und mein «Schweißproblem» zu lenken. Meine Eltern unterstützten mich sehr und so suchten wir Hilfe bei den verschiedensten Ärzten (Homöopathen, Schulmediziner und nicht zuletzt «Wunderheilern»).
Die Diagnose Hyperhidrose stand fest, die Behandlungsmöglichkeiten waren jedoch sehr vielfältig und von unterschiedlicher Herangehensweise.

Ich probierte nahezu alles für den Körper unschädliche aus. Von Salbei- und anderen Fuß-/Handbädern über diverse Aluminiumcreme, Babypuder bis hin zu Kräutertees, Schüssler-Salzen und homöopathischen Globuli - ohne jeglichen Erfolg.

Als ich 19 Jahre alt war und die Matura (das Abitur) vor der Tür stand, wusste ich, dass sich etwas ändern muss. Mit schwitzenden Händen und Achseln wollte ich auf keinen Fall vor der Prüfungskommission auftreten. Da ich über eine Strom-Therapie mit dem Iontophorese-Gerät damals leider von keinem Arzt informiert wurde, erschien eine «Sympathektomie» als letzter Ausweg. Diese, unter Vollnarkose stattfindende Operation, für die ich auch etwaige Nebenwirkungen in Kauf nahm, sollte eine endgültige Lösung des Problems darstellen. Ich war überglücklich, dass das Schwitzen an den Händen und unter den Achseln weg war. Mit den schwitzenden Füßen konnte ich mich, Socken und geschlossenen Schuhen sei Dank, abfinden. Leider war die Freude nicht von großer Dauer, da nach einem Jahr das Schwitzen erneut anfing. Ich wurde vom Arzt darüber informiert, dass es nur bei zwei Prozent aller Operierten zu so einem Rückfall kommen würde. Er hätte mich um den halben Preis ein zweites Mal operiert, was ich aber ablehnte. So fand ich mich damit ab, behandlungsresistent zu sein und stellte mich auf ein Leben mit Hyperhidrose ein.

Als ich nach einigen Jahren, aufgrund des nahenden Sommers und der bevorstehenden alljährlichen Verzweiflung, erneut nach einer Behandlung der Hyperhidrose suchte, stieß ich im Internet auf die Iontophorese-Therapie.

Ich las mich auf mehreren Seiten in das Thema ein und war überrascht noch nie zuvor davon gehört zu haben, da die Erfolgsquote bei dieser Behandlung sehr hoch (bei über 80 Prozent) liegt. Nach kurzer Überlegung beschloss ich, mir ein Iontophoresegerät für zu Hause zuzulegen, da es mir sinnvoller erschien, mich selbst zu therapieren als einen Arzt dafür aufzusuchen. Ich entschied mich für ein Pulsstrom-Gerät, zwar teurer als ein Gleichstromgerät, dafür aber laut Beschreibung in der Anwendung weitaus schmerzfreier.

Das Pulsstrom-Iontophoresegerät wurde geliefert und sofort ausprobiert. Bestehend aus zwei Plastikwannen, den dazugehörenden Elektroden und dem eigentlichen Gerät mit den dazugehörigen Anschlüssen ist es sehr handlich und einfach aufzubauen. Ich las die Beschreibung etliche Male durch um ja keinen Fehler zu begehen, da es, zugegebenermaßen, doch etwas aufregend ist das erste Mal seine Hände und Füße in Wasser zu halten in dem Strom fließt.

Aus der Beschreibung entnahm ich, dass man Hände und Füße gleichzeitig therapieren kann, indem man in eine Wanne beide Hände und in die andere Wanne beide Füße gibt. Um Zeit sparen zu können führte ich die Therapie die ersten paar Tage so durch. Die Stromstärke konnte ich nur auf 8 mA stellen, da meine Hände nicht mehr aushielten. An den Füßen spürte ich gar nichts, weswegen ich mich nach 4 Tagen dazu entschied, doch mehr Zeit aufzuwenden und Hände und Füße jeweils eine viertel Stunde getrennt zu therapieren. Ein Behandlungserfolg stellte sich bei mir zunächst noch nicht ein, zu meinem Entsetzen verstärkte sich das Schwitzen in der ersten Behandlungswoche sogar. Der Beschreibung des Gerätes zufolge variiert die Dauer der Therapiezeit bis hin zum Erfolg von Person zu Person, weswegen ich mir nach einer Woche noch keine Sorgen machte.
Nach der ersten Woche merkte ich, dass sich meine Hände und Füße langsam an den Strom gewöhnten. So konnte ich mit der Stromstärke auf 12 mA (Hände) und 22 mA (Füße) hochfahren. Eine höhere Stromstärke wirkt sich natürlich auf den Erfolg der Therapie aus. Umso höher die Stromstärke, umso schneller der sichtbare und spürbare Erfolg. Allerdings ist dabei zu beachten, dass man bei den Händen nicht mehr als 15 mA und bei den Füßen nicht mehr 25 mA anwenden darf (diese Werte gelten für das Pulsstromgerät).

Man merkt schnell selbst welche Stromstärke die richtige für einen ist. Wenn man zu wenig einstellt, merkt man gar nichts, wenn man zu viel einstellt, kribbelt und brennt es so stark, als würden einen mehrere Bienen stechen. Die richtige Stärke liegt genau dazwischen. Der Strom soll zwar spürbar sein, doch soll er auf keinen Fall schmerzen.

Die Iontophorese-Behandlung wurde zum täglichen, halbstündigen Ritual. Ich war so aufgeregt und gespannt, wann und vor allem ob sich der Erfolg einstellen würde, dass die Behandlung für mich weder besonders zeitaufwendig, lästig oder unangenehm war.
Nach 15 Tagen kontinuierlicher Behandlung (man sollte zu Beginn wirklich täglich und ohne Unterbrechung therapieren!) stellte sich plötzlich der Erfolg ein. Ich konnte mein Glück kaum fassen - über Nacht waren meine Hände und Füße staubtrocken. Ich spürte zwar das Kribbeln, das man bekommt kurz bevor man zu Schwitzen beginnt, doch der Schweiß blieb aus. Für mich kam dieser schnelle Erfolg einem Wunder gleich. Ich therapierte die darauffolgenden Tage weiter und bekam fast schon unangenehm trockene Hände und Füße, weshalb ich mich dazu entschloss nur mehr jeden zweiten Tag zu therapieren.

Nach zehn Tagen war ich noch immer trocken und therapierte nur mehr jeden dritten, dann jeden vierten Tag. Man merkt nach einigen Tagen selbst, ob man erneut einen Tag mehr pausieren kann oder wieder leicht zu Schwitzen beginnt. Ich kann mittlerweile, nach vier Monaten der Iontophorese-Behandlung, sechs Tage pausieren, das heißt ich muss jede Woche einmal therapieren.

Die Iontophorese hat mein Leben in vielen Bereichen einfacher und mich wahnsinnig glücklich gemacht. Jede Woche eine halbe Stunde aufzuwenden, scheint mir ein geringer Aufwand dafür zu sein, trockene Hände und Füße zu haben, offene Schuhe tragen und jedem, ohne zu zögern, die Hand geben zu können.

31 Nachbetrachtung

Im Behandlungsplan einer lokalen Hyperhidrosis wie etwa dem übermäßigen Schwitzen an Händen oder Füßen gehört die LWI nachweislich zu einer der effektivsten Therapien. Obwohl diese physikalische Anwendung wissenschaftlich nur in geringem Umfang begutachtet wurde, existieren eine Vielzahl an Erfahrungsberichten Betroffener, die die Wirksamkeit eindrucksvoll belegen. Der große Vorteil dieses im ersten Eindruck vielleicht komplex erscheinenden Therapiemechanismus besteht in der einfachen Handhabung und relativen Nebenwirkungsarmut.

Während noch vor wenigen Jahren die externe Therapie mit Aluminiumchlorid als alternativlos galt, geriet diese in letzter Zeit aufgrund wissenschaftlich zwar unbestätigter Berichte im Zusammenhang mit Erkrankungen wie Krebs oder Alzheimer im Therapierang mehr und mehr in den Hintergrund. Die LWI führt gegenüber anderen Therapieoptionen weder zu einem physiologischen oder neurochemischen Änderungsprozess, noch kommt es funktional zu einer morphologischen Veränderung der Schweißdrüsen. Sie gilt daher als natürlich-konservatives Verfahren.

Betroffenen wird es in der Regel nach initialer und vielleicht sogar fachärztlich begleiteter Therapiephase ermöglicht, diese Behandlung in bequemer Heimanwendung fortzuführen. Noch vor Jahren war eine solche Heimanwendung eher die Ausnahme. Ermöglicht wurde dieser Patientenkomfort durch eine stetige Weiterentwicklung der Therapiegeräte, die mittlerweile selbst als transportable und mobile Einheiten erhältlich sind und deren Technologie und Schutzfunktionen - schließlich wirkt elektrischer Strom auf den menschlichen Organismus - immer ausgereifter und sicherer wurden. Durch sensiblere Stromformen wie die Pulsstrombehandlung ist der Stromfluss im Anwendungsgeschehen kaum noch spürbar und selbst Kinder können der Therapie -

im Idealfall unter ärztlicher Obhut - gefahrlos zugeführt werden und diese später sogar in vertrauter Umgebung zu
Hause durchführen.

Die Wirksamkeit der Behandlung steht in einem proportio-
nalen Verhältnis zur Disziplin des Anwenders. Nur wenn dieser seine Therapie mit Beharrlichkeit in seinen Tagesablauf
integriert, wird dieses Verfahren zu guten therapeutischen
Ergebnissen mit zufriedenstellender Hauttrockenheit führen.
Die LWI ist nicht als eine symptomatische Spontantherapie
zu verstehen. Ihr Ablauf hat eher individuellen Charakter, angepasst an die Intensität und Besonderheiten der Krankheit
und einhergehend mit einer Vielzahl an Parametern, die bei
Änderungen oder Anpassungen zu extremen Schwankungen
im Behandlungsergebnis führen können.
Der Betroffene muss hier seinen individuellen Weg finden,
so dass die LWI für ihn als Dauertherapie problemlos über
Jahre hinweg Anwendung finden kann.

In Relation zu den operativen Maßnahmen bei Diagnose einer lokalen Hyperhidrosis liegen die Vorteile der LWI auf der
Hand. Einfach in der Anwendung, nebenwirkungsarm und
dabei überaus effektiv und im therapeutischen Ergebnis
durchaus zufriedenstellend.

Mit der LWI können bei konsequenter und richtiger Durchführung auch schwerste Formen der Hyperhidrosis erfolgreich behandelt werden.
Menschen, die früher eine «Tropfspur» hinterließen oder es
nicht wagten, jemandem die Hand zu schütteln, die kein Blatt
Papier berühren konnten, ohne ihre sichtbaren Abdrücke zu
hinterlassen und die kein Metallteil anfassen konnten, ohne
es zum Rosten zu bringen, können bei effektiver LWI-Anwendung mit entsprechender Ansprechquote auf eine deutliche
Steigerung der Lebensqualität hoffen.

32 Kontaktadressen

Ein ganz besonderes Dankeschön für die Unterstützung und das Geleitwort zum Buch gilt Herrn

Prof. Dr. med. Dr. h. c. mult. Thomas Ruzicka
Praxis für Dermatologie und Allergologie im Isarklinikum
Sonnenstraße 24 -26
80331 München
Tel.: +49 (0)89 23 02 46 00
info@dermatologie-isarklinikum.de
www.dermatologie-isarklinikum.de

***

Eine Liste mit Arztpraxen, die mit dem Einsatz der LWI vertraut sind findet sich über nachfolgenden Link:

https://hidrex.com/aerzte

Eine Zusammenstellung von Informationen zu besonders häufig gestellten Fragen und auftretenden Problemen zur Thematik der LWI und Ihrer Anwendung finden sie zudem auf der Webseite des Herstellers Hidrex GmbH unter:

https://hidrex.com/faq

HIDREX GmbH
Otto-Hahn-Strasse 12
DE-42579 Heiligenhaus
Tel.: +49 (0)02056 9811 0
Fax: +49 (0)2056 981131
WhatsApp: +49 (0)2056 9811-10
info@hidrex.de
www.hidrex.com

Themenrelevante Internetadressen:

Hilfsmittelverzeichnis der gesetzlichen Krankenkassen
rehadat-gkv.de

Deutsches Hyperhidrosezentrum DHHZ München
dhhz.de

Iontophorese: Therapie gegen Schwitzen (Hyperhidrose)
iontophorese.de

Tipps gegen starkes Schwitzen
stark-gegen-schwitzen.de

International Hyperhidrosis Society
sweathelp.org

Ratgeber exzessives Schwitzen
transpiration.de

33 Literaturverzeichnis

Hölzle E., **Hund** M., **Lommel** K., **Melnik** B. «Empfehlung zur Leitungswasser-Iontophorese» Journal der Deutschen Dermatologischen Gesellschaft 2010; 8(5): 379 - 383

Blecher, P., **Nachbar** F., **Plewig**, G. «Hyperhidrose und Iontophorese.» Fortschritte der praktischen Dermatologie und Venerologie 14 (2013): 248

Hölzle, E. «Leitungswasseriontophorese.» Der Hautarzt 63.6 (2012): 462 - 468

Weiß, J. «Hyperhidrose: Wenn das Schwitzen zum Problem wird.» DMW-Deutsche Medizinische Wochenschrift 138.06 (2013): 246 - 247.

Hölzle, E., and **Bechara**, F. G. «Pathophysiologie, Klinik und Diagnose der Hyperhidrose.» Der Hautarzt 63.6 (2012): 448 - 451

Hölzle, Erhard. «Iontophoresis» Kanerva's Occupational Dermatology (2012): 1061-1071.

Melnik, B., Zeitschrift Facharzt Dermatologie »Leitungswasser-Iontophorese» Ausgabe 2/2006 (12 - 14), Verlag der Medizin

Reinauer S, **Neußer** A, **Schauf** G (1995): «Die gepulste GleichstromIontophorese als neue Behandlungsmöglichkeit der Hyperhidrosis.» Der Hautarzt. 46: 543 - 547

vgl. **Reinauer**, S., **Schauf**, G. et al.: «Wirkungsmechanismus der Leitungswasser-Iontophorese: Funktionelle Störung des sekretorischen Epithels.» In: Z. Hautkr. 67 (7), 1992, S. 622 - 626

Schiller-Frühwirth, I. »Leitungswasser-Iontophorese». In: Hauptverband der österreichischen Sozialversicherungsträger (Hrsg.): Evidenzbasierte Wirtschaftliche Gesundheitsversorgung. 2013.

Dolianitis, C., **Scarff**, C. E., **Kelly**, J. and **Sinclair**, R.: «Iontophoresis with glycopyrrolate for the treatment of palmoplantar hyperhidrosis» Australasian Journal of Dermatology (2004) 45, 208 - 212

Schauf G et al. (1994) «Modifikation und Optimierung der Leitungswasser-Iontophorese». Hautarzt 45: 756 - 761

Wollina, U., **Uhlemann**, C. et al.: «Therapie der Hyperhidrosis mittels Leitungswasseriontophorese: Positive Effekte auf Abheilungszeit und Rezidivfreiheit bei Hand-Fuß-Ekzemen». In: Hautarzt (1998) 49, S. 109 - 113
Reinauer, S., **Neußer**, A. et al.: «Die gepulste Gleichstrom-Iontophorese als neue Behandlungsmöglichkeit der Hyperhidrosis». In: Hautarzt (1995) 46, S. 543 - 547

Hölzle, E., **Alberti**, N.: «Long-Term Efficacy and Side Effects of Tap Water Iontophoresis of Palmoplantar Hyperhidrosis - the Usefulness of Home Therapy» In: Dermatologica 175: 126 - 135 (1987)
Schauf, G.,**Hubert**, M. et al.: «Modifikation und Optimierung der Leitungswasser-Iontophorese». In: Hautarzt (1994) 45, S.759 - 761
Reinauer, S., **Neusser**, A. et al.: «Iontophoresis with alternating current and direct current offset (AC/DC iontophoresis): a new approach for the treatment of hyperhidrosis». In: British Journal of Dermatology (1993) 129, 166 - 169

34 Verzeichnisse

Abbildungsverzeichnis

Tabellenverzeichnis

Tabelle 3: wichtige Kennzeichen auf dem Typenschild nach EU-Richtlinie 93/42/EWG (Medical Device Directive, MDD)

CE	Zeigt an, dass die Konformität erklärt wurde	Bei Geräten mit Klasse Ib und höher ist eine 4stellige Kennziffer Pflicht (Klasse gem. Konformitätserklärung).
(Hersteller-Symbol)	Zeigt den Hersteller an	Muss unmittelbar neben der Anschrift des Herstellers angebracht sein.
EC REP	Repräsentant	Ist der Hersteller nicht in der EU ansässig, muss dieses Symbol inkl. der Anschrift des Repräsentanten zusätzlich angebracht sein
SN	Zeigt die Seriennummer an	Seriennummer oder Chargennummer müssen vorhanden sein und unmittelbar neben dem jeweiligen Symbol stehen.
LOT	Zeigt die Chargennummer an	

Tabelle 4: wichtige Kennzeichen auf dem Typenschild nach EU-Verordnung 2017/745 (Medical Device Regulation, MDR)

MD	Zeigt an, dass es sich um ein Medizinprodukt handelt.	Muss vorhanden sein. Bei nicht Medizinprodukten darf es nicht vorhanden sein.
UDI	die Angabe der UDI	Eindeutige Produktidentifikation über eine Unique Device Identification Number

35 Notizen

Antrag auf Kostenübernahme für ein Iontophorese-Therapie-Heimgerät

(Galvano-Therapiegerät zur Heimbehandlung der Hyperhidrosis)

Ärztliche Verordnung zur Vorlage bei der Krankenkasse

Krankenkasse bzw. Kostenträger				Hilfs-mittel	Impf-stoff	Spr.-St. Bedarf	Begr-Pflicht	Apotheken-Nummer / IK
				6	7	8	9	

Gebühr frei / Geb.-pfl. / noctu / Sonstige / Unfall / Arbeits-unfall

Name, Vorname des Versicherten — geb. am

Kassen-Nr. — Versicherten-Nr. — Status

Vertragsarzt-Nr. — VK gültig bis — Datum

Zuzahlung — Gesamt-Brutto

Arzneimittel-/Hilfsmittel-Nr. — Faktor — Taxe

1. Verordnung
2. Verordnung
3. Verordnung

Vertragsarztstempel

Rp. (Bitte Leerräume durchstreichen)

aut idem / aut idem / aut idem

Abgabedatum in der Apotheke

Unterschrift des Arztes

Bei Arbeitsunfall auszufüllen!
Unfalltag — Unfallbetrieb oder Arbeitgebernummer

Anschrift der Krankenkasse:

Ansprechpartner

Straße / Postfach

PLZ Stadt

Telefon

Fax

Ärztliche Bescheinigung zur Vorlage bei der Krankenkasse:

Diagnose:
Hyperhidrosis
- [ ] manuum
- [ ] pedum
- [ ] axillaris

ggf. Begründung Pulsstrom:

Therapieform /-gerät:
- [ ] Gleichstrom (bis 60 V / 35 mA)
- [ ] Pulsstrom (bis 60 V / 35 mA)

prov. Hilfsmittel-Pos.Nr.: 09.30.01.0000

Ausstattung:
- [ ] Standard (Hand-/Fußbehandlung)
- [ ] AX-Ausstattung (Achselbehandlung)
- [ ] AX-Zusatz (Hand-/Fuß- und Achselbehandlung)

Zubehör:
- [ ] Ergowannen (einzeln)
- [ ] Gesichtsmaske
- [ ] Set Duo mit Ergowannen (zur gleichzeitigen Therapie der Hände und Füße)
- [ ] Sonderapplikator Nacken
- [ ] Sonderapplikator Rücken

© HIDREX GmbH, Otto-Hahn-Str. 12, 42579 Heiligenhaus, Tel.: +49 (0)2056 98 11 0, Fax: +49 (0)2056 98 11 31

Version 2021/1

An die Krankenkasse:

Der oben genannte Patient ist an Hyperhidrosis erkrankt. Die Therapie der Wahl ist die Leitungswasser-Iontophorese, da Lokaltherapeutika nicht ausreichend wirken und innerlich anzuwendende Medikamente nicht indiziert sind. Zur Aufrechterhaltung des Therapieeffektes ist eine Langzeitbehandlung ein- bis dreimal wöchentlich notwendig.

In einer Initialtherapie wurde obiger Patient bereits erfolgreich bei uns behandelt und mit dem Gerät vertraut gemacht, womit in diesem Fall die Wirksamkeit und Verträglichkeit der Iontophorese-Therapie mit dem HIDREX-Gerät bestätigt wurde. Die bei Patienten gemessene Werte des Hautwiderstandes und der angelegten Spannung machen die oben angekreuzten Stromwerte erforderlich. Die Versorgung des Patienten mit einem entsprechenden Gerät ist medizinisch notwendig und wirtschaftlich sinnvoll.

Vertragsarztstempel

(Datum, Unterschrift des Arztes)

Datenschutzerklärung des Patienten

Hiermit erkläre ich mich einverstanden, dass die Hidrex GmbH obige Daten zur Erstellung eines Kostenvoranschlags und im Falle der Genehmigung zur Belieferung mit einem Hilfsmittel gemäß der Datenschutzrichtlinie der Hidrex GmbH (www.hidrex.com/datenschutzerklaerung) nutzen und speichern darf.

Die zusätzliche Angabe der E-Mail-Adresse ist freiwillig und dient einer reibungsfreien Belieferung durch den Paketdienstleister (z. B Paketankündigung oder -umleitung durch den Patienten).

Datum, Unterschrift des Patienten

E-Mail-Adresse des Patienten (freiwillige Angabe)

Erläuterungen

Diagnose

Der Patient leidet an übermäßigem Schwitzen (Hyperhidrosis) der Hände, Füße oder Achseln. Bei der Hyperhidrosis handelt es sich um eine Überfunktion der ekkrinen Schweißdrüsen, welche für den Betroffenen eine starke psychosoziale Belastung darstellt, arbeitsmedizinische Probleme aufwirft und zu weiteren Gesundheitsstörungen wie einer Mazeration der Hornschicht, Mykosen, Bromhidrosis, Rhagaden, Kontaktekzemen und häufig zu einem Keratoma sulcatum führen kann.

Therapie

Nach unseren Erfahrungen hat lediglich die Leitungswasser-Iontophorese als konservative Therapiemethode überzeugt. Bei diesem Verfahren werden mit Hilfe von hydroelektrischen Bädern Gleichströme durch die zu behandelnden Hautflächen geleitet. Nach einer Initialtherapie von 10 - 15 Behandlungen, die mindestens dreimal wöchentlich durchgeführt werden, wird eine reversible Hemmung der Schweißdrüsenüberfunktion erzielt. **Zur Aufrechterhaltung des Behandlungserfolges muss eine Erhaltungstherapie mindestens einmal pro Woche durchgeführt werden,** wobei als Ziel eine in Eigenkontrolle durch den Patienten durchgeführte Heimtherapie angestrebt wird. Je nach Krankheitsbild und individuellen Voraussetzungen kann zwischen den zwei Therapievarianten mit Gleich- oder Pulsstrom gewählt werden.

Gleichstromtherapie

Dieses Therapieprinzip ist seit Jahrzehnten bekannt und inzwischen international durch mehrere klinische Studien in seiner Wirksamkeit gesichert worden. (z.B.: Dermatologica 175: 126-135, 1987, Deutsches Ärzteblatt 85, Heft 44, 1988).

Bei dieser Therapie kommt z. B. ein HIDREX-Gerät zum Einsatz. Diese Geräte sind aufgrund ihrer hohen Leistungsfähigkeit (bis zu 60 V) in der Lage, den unter der Therapie stetig ansteigenden Hautwiderstand zu überwinden und so eine erfolgreiche Erhaltungstherapie zu gewährleisten.

Pulsstromtherapie

Dieses Therapieprinzip ist seit Jahrzehnten bekannt. Das Pulsstromverfahren wird aufgrund ihrer speziellen Stromform gemäß wissenschaftlicher Untersuchungen als das optimale Therapieverfahren für das übermäßige Schwitzen an Händen und Füßen bewertet.

(„Hyperhidrosis und Iontophorese: nicht jedes Gerät wirkt gleich", Zeitschrift für Dermatologie 1/95: Seite 43-44; „Die gepulste Gleichstrom-Iontophorese als neue Behandlungsmöglichkeit der Hyperhidrosis", Hautarzt (1995, 46: 543-547)). Beim Pulsstromverfahren wird der Strom mit einer physiologisch günstigen Frequenz getaktet. Das „Fühlen" des Stromes geht dabei fast vollständig verloren. Der Patient kann während der Therapie die Hände aus den Behandlungswannen nehmen, ohne einen Stromschlag auch bei höheren Dosen zu bekommen. Die Pulsstromtherapie, insbesondere kombiniert mit verstellbarer Pulsbreite und ggf. der Sensitiv-Funktion, ist das Verfahren der Wahl bei empfindlichen Patienten (Kinder) oder bei sensitiven Körperzonen (Achseln).

Hierbei bietet vor allem eine verstellbare Pulsbreite weitere Vorteile. Hierdurch wird die Pulsstromtherapie noch effizienter, da bis zu 80% mehr Energie zugeführt werden können als bei der Standard Pulsstromtherapie, ohne den Vorteil der geringeren Empfindung zu verlieren.

Sonderzubehör

Die optionalen ergonomischen Therapiewannen gewährleisten eine optimierte Behandlung und ermöglichen die uneingeschränkte Nutzung des Transportkoffers als Aufbewahrungsort für das Gerät. Nur in Kombination mit den Zusatzwannen kann mit dem Zubehör „Set Duo" die gleichzeitige Therapie an Händen und Füßen durchgeführt werden. Die Achselapplikatoren ermöglichen eine Therapie der Achselhöhle. Mit Sonderapplikatoren aus Schwammmaterial kann das Gesicht oder der Nacken / Rücken therapiert werden.

Wirtschaftlichkeit und Sicherheit

Vor dem Aspekt der Wirtschaftlichkeit und der Sicherheit sowie des langfristigen Therapie-Erfolges ist die Hidrex-Therapie in diesem Fall deutlich günstiger als Andere zu bewerten. Im Gegensatz zu medikamentösen, mit Nebenwirkungen behafteten Behandlungsmethoden, ist bei der Hidrex-Therapie nur eine einmalige, überschaubare Investition notwendig.

Durch den empfohlenen Einsatz des Sicherheits-Steckernetzteils werden unnötige, sich ständig wiederholende Folgekosten in Form von Batterien verhindert.

Die integrierte Eintauchüberwachung und Limitierung der Stromänderungsgeschwindigkeit verhindern bei allen HIDREX-Geräten die Gefahr von möglichen Stromschlägen. Die Sicherheit unserer Geräte wird durch unser zertifiziertes Qualitätsmanagement und eine ständige Überwachung der Produktion sichergestellt. Selbstverständlich sind unsere Geräte gemäß des aktuellen Medizinproduktegesetzes (MPG) hergestellt sowie kontrolliert und tragen daher das erforderliche CE-Zeichen.

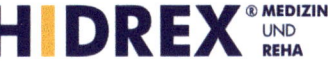
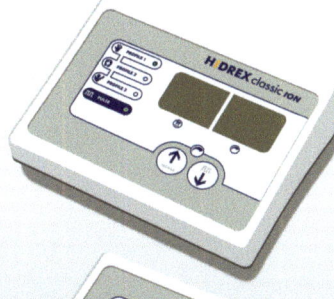
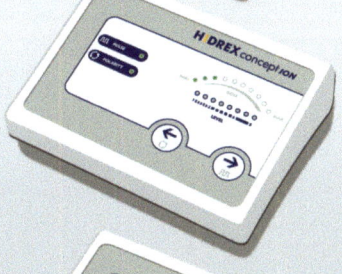
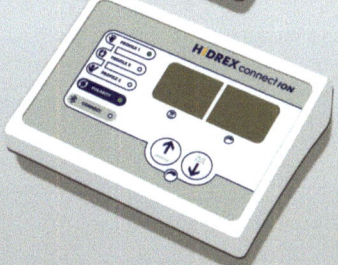
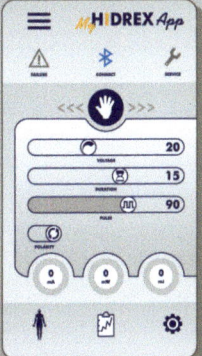
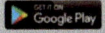 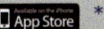